El Poder Curativo de la Respiración

MARIETTA TILL

EL PODER CURATIVO DE LA RESPIRACIÓN

EDICIONES OBELISCO

Si este libro le ha interesado y desea que le mantengamos informado de nuestras publicaciones, escríbanos indicándonos qué temas son de su interés (Astrología, Autoayuda, Ciencias Ocultas, Artes Marciales, Naturismo, Espiritualidad, Tradición...) y gustosamente le complaceremos.

Puede consultar nuestro catálogo en http://www.edicionesobelisco.com

Colección Obelisco Salud
El poder curativo de la respiración
Marietta Till

1ª edición: julio de 1995
2ª edición: marzo de 2003

Título original: *Die Heilkraft des atems*
Traducción: *Mª del Mar Barea v. Borries y Franciska v. Lippa*
Diseño de cubierta: *Josep Úbach*

Edita: Ediciones Obelisco S.L.
Pere IV, 78 (Edif. Pedro IV) 4ª planta 5ª puerta.
08005 Barcelona-España
Tel. 93 309 85 25 - Fax 93 309 85 23
Castillo, 540 -1414 Buenos Aires (Argentina)
Tel y Fax 541 14 771 43 82
E-mail: obelisco@edicionesobelisco.com

Depósito Legal: B-11.717-2003
ISBN: 84-7720-424-1

Printed in Spain

Impreso en España en los talleres gráficos de Romanyá/Valls S.A.
Verdaguer, 1 – 08076 Capellades (Barcelona)

PRÓLOGO

Un buscador de la verdad llegó hasta un gran maestro para que le explicara la forma de alcanzar estados de consciencia más elevados. El maestro se dio cuenta en seguida de que, más que alcanzar la perfección espiritual, el buscador estaba interesado en ejercer poder sobre los demás. Por eso, se lo llevó hasta un río y le hizo sumergirse, sosteniéndole la cabeza bajo el agua hasta dejarlo casi sin respiración. Al soltarlo, le preguntó:

—¿Cuál era tu mayor deseo estando bajo el agua?

Respirando hondo, el hombre, agotado, le respondió:

—¡El aire!

—Bien —le dijo el maestro—, ve a tu casa y no regreses hasta que tu deseo de perfección sea tan grande como el de tener aire para respirar.

Sin aire no es posible la vida. Sin alimento somos capaces de existir un cierto tiempo, pero sin aire apenas sobreviviríamos unos minutos. Todos lo sabemos. En cambio, muy pocos son conscientes de que respirar es mucho más que permitir a nuestro cuerpo que aspire aire cuando lo necesita. Como tampoco lo somos de que la respiración representa un importante eslabón de unión entre el cuerpo y el espíritu, influyendo decisivamente sobre el acontecer psicosomático. Un entrenamiento sistemático de la respiración, como el que facilitan los diferentes ejemplos de este libro, puede reportarnos un apreciable bienestar, así como experiencias muy positivas en todos los niveles de nuestra existencia.

La práctica de la respiración es uno de los métodos terapéuticos más extendidos y propuestos en la actualidad. La mayoría de las disciplinas que tienen por objeto devolvernos la salud se limitan, por lo general, al plano físico e imaginativo, descuidando el destacado papel que puede llegar a desempeñar la respiración.

Entre las prácticas más conocidas, que incluyen la respiración, se encuentra el camino del yoga hindú, con el ejercicio consciente de la respiración. Descubiertos hace milenios, los ejercicios o *asanas* se fueron transmitiendo en secreto durante mucho tiempo en las sociedades secretas y escuelas iniciáticas.[1] Ahora han vuelto a ver la luz tras un período de desnutrición espiritual y orientación puramente materialista por el que el mundo occidental estaba predestinado a pasar. Todos los caminos y terapias alternativas de nuestros días tienen por objeto devolver la mirada del hombre hacia su mundo interior, fomentar el conocimiento de sí mismo y transformar su ego en una forma de cons-

1. Entre otros, las escuelas de los misterios de los egipcios y de la antigüedad; los cristianos primitivos (gnósticos); los monjes del Monte Athos; los francmasones y los rosacruces.

ciencia más elevada. La respiración, expresión de un acontecer interior y profundo, puede contribuir decisivamente a lograrlo. Con ella disponemos de un instrumento que, guiado por nuestra voluntad, es capaz de controlar incluso los procesos inconscientes y autónomos en nuestro cuerpo; una posibilidad puesta en exclusiva a disposición del hombre y negada al resto de la creación. Con una respiración consciente podemos influir, transformar e incluso detener la actividad del corazón, la frecuencia del pulso, la digestión o las emociones reprimidas, por poner unos cuantos ejemplos. ¿Quién no ha escuchado alguna vez hablar de yoguis hindús que han estado enterrados vivos durante tres semanas?

Nuestros poderes mentales, la concentración, la memoria y nuestra capacidad de juicio, pueden llegar a beneficiarse enormemente con una respiración consciente, lo mismo que nuestra constitución espiritual, a la que podemos liberar de estados de ánimo negativos mediante un ejercicio constante y paciente.

Nosotros mismos somos el mejor laboratorio de ensayo para experimentar los efectos de la respiración. Siéntate en una silla, con la espalda bien recta. Concéntrate en la respiración y desconecta, con los ojos cerrados, todos los demás pensamientos que te cruzan la mente. Extiende cada vez más los intervalos entre la inspiración y la espiración y «contempla tu respiración».

Pasados cinco minutos, ya podemos experimentar una tranquilidad reconfortante que fluye recorriendo nuestro organismo. Los problemas y las preocupaciones han disminuido de tamaño.

Otro ejemplo: estamos en una verbena y nos subimos a la montaña rusa. Cada vez que descendemos, notamos una sensación extraña en el estómago y el miedo se apodera de nosotros. Si nos acordamos de respirar profundamente durante el descenso, el miedo habrá desaparecido como por arte de magia.

Éstos son tan sólo dos sencillos ejemplos del efecto que puede producir en nosotros la respiración consciente.

Los chinos creen, incluso, que una respiración sosegada es capaz también de alargarnos la vida. Sus filósofos aseguran que, al nacer, el hombre ha recibido asignadas un número de inhalaciones para su vida presente. Si respira deprisa y nervioso, no tardará en agotar sus fuerzas. Como ejemplo, se puede observar al mono, inquieto y de corta vida, y de la tortuga, de respiración extremadamente lenta, que llega a vivir más de cien años.

Fuentes serias y bien informadas de Oriente alaban los efectos casi milagrosos de la respiración. ¿Quién no ha oído hablar de monjes en el Tibet que, sentados desnudos sobre la nieve, tienen que conseguir secar un número determinado de paños, antes de ser admitidos en determinados rituales de una lamasería? Estos monjes practican el «Tum-Mo», un ejercicio de respiración generador de calor, con el que también el psicoterapeuta A. Jussek[2] consiguió salvar su vida en Stalingrado. La famosa investigadora del Tibet Alexandra David-Néel nos narra cómo monjes tibetanos, que han estado prac-

2. Véase A. Jusseck, *Begegnung mit dem Weisen in uns*, Goldmann, 1986.

ticando determinados ejercicios de respiración durante años, son capaces de cubrir grandes trayectos, rozando el suelo sólo de vez en cuando con las puntas de los dedos, es decir, volando más que caminando.[3] Recientes descubrimientos en el campo de la psicoterapia demuestran que, con sólo la influencia de la respiración, puede conducirse al paciente a otros niveles de consciencia (nivel «Alfa» o «Theta»), en los que podrá revivir acontecimientos ocurridos mucho tiempo atrás (terapia primal, Rebirthing). Y, por último, también el moderno método del «Superleaning» se realiza con el apoyo de la respiración.

Estos ejemplos pretenden explicar, de forma plástica, los extraordinarios efectos que produce una respiración consciente.

Respirar correctamente no sólo aporta una mayor flexibilidad a nuestro cuerpo, aviva nuestra mente y equilibra nuestro espíritu, sino que, además, aumenta el rendimiento del hemisferio derecho del cerebro, que es el responsable de la fantasía, los sueños y las facultades creativas. El exceso de culto a la razón en el que vivimos ha descuidado mucho este aspecto en los últimos tiempos. Despertando nuestras facultades creativas, daremos a nuestra existencia un sentido más profundo, más alegría y una mayor individualidad.

Respirar correctamente aumenta la fortaleza de nuestro cuerpo sensorial (también denominado quinestésico, etérico o prana), pues con la respiración no sólo estamos inhalando oxígeno sino también el elixir vital crea-

3. A.David-Néel, *Mystiques et Magiciens du Tibet*, Librairie Plon, 1972.

dor (al que los indios llaman Prana y los chinos KI), responsable de conservar la vida en nuestro cuerpo físico, de fortalecer nuestras células y de ayudar a nuestro sistema inmunitario en sus funciones.

Respirar correctamente nos rescata de la polaridad en la que estamos obligados a vivir desde nuestra «expulsión del Paraíso» para devolvernos a la Unidad, en la que la Creación deja de existir como algo ajeno a nosotros para convertirse en el destino de todo Ser. Sería absolutamente erróneo pensar que esa dedicación a nuestro ser interior nos podría alejar de nuestro prójimo, como temen muchos. Más bien, todo lo contrario: nuestras relaciones sociales, nuestros sentimientos y nuestro amor al prójimo mejoran de una forma patente. El aire es el elemento de la comunicación con el Tú. Todo ha de respirar: las plantas, los animales, los árboles, también un panal de abejas e incluso una orquesta. También el Universo inspira una vez al día desde la medianoche al mediodía y espira desde el mediodía a la medianoche. Ésta es la razón por la que la primera mitad del día es la más apropiada para realizar nuestros ejercicios. No obstante, la respiración del Brahma, del gran Creador del mundo, abarca eones, según las creencias hindúes, y nos ha traído la era de la oscura diosa Kali, con sacrificios humanos, guerras y agresiones sangrientas. ¡Una razón más para salir en busca de ayudas liberadoras que nos conduzcan a la LUZ!

Respirar correctamente significa llevar consciencia a todas las partes de tu cuerpo. El cuerpo es el elemento básico para la transformación plena de nuestro Ser. Si combinamos la respiración con el poder de nuestra imaginación, al igual que haría un químico con sus ingredientes, experimentaremos un sorprendente aumento de nuestras posibilidades y, no por último, de nuestra vitalidad. Haz la siguiente prueba: cierra los ojos e imagínate la rodilla derecha, con su articulación, rótula, tendones y ligamentos. Ahora, «respira en la rodilla» haciendo uso de tu imaginación. Puedes depositar tu mano sobre la rodilla e imaginarte que una corriente de energía fluye inmersa en la respiración, recorre el brazo y la palma de la mano hasta llegar directamente a la rodilla. Muy pronto, empezarás a notar una sensación de calor y bienestar en esa zona. Como un leal servidor, nuestra respiración ha obedecido a nuestra voluntad.

Cuando hablamos de «voluntad», no debemos caer en el error de mezclar en este asunto la ambición y la competencia. Con estos ejercicios, no se trata de ver quién respira mejor, quién inspira mayor cantidad de aire o quién es capaz de retenerlo por más tiempo. Los resultados han de llegar muy despacio, como por sí solos, deslizándose casi «furtivamente». Demasiada rapidez no conduce más que a tensiones o bloqueos, como puede verse a diario en los rostros contraídos de los deportistas que hacen *footing* en el parque. Los ejercicios respiratorios, practicados con asiduidad y buena voluntad, se traducen y reflejan en una expresión tranquila, natural y alegre. Los que fruncen el ceño o aprietan los dientes al hacerlo, convendría que se dedicaran a otra cosa.

La idea principal es comprender la actitud oriental del «Wu-Wei», de la pasividad en actividad, tan difícil de entender para nosotros, los occidentales. Esto quiere decir: sin encasillarse, sin ambicionar demasiado, sin afán egoísta de lucro (que se da a nivel espiritual como a cualquier otro), desarrollando una actividad creativa, dejando fluir las fuerzas y, en nuestro caso, «abriéndose a la respiración».

El hindú tiene una comparación muy plástica para ilustrar lo expuesto anteriormente cuando dice: «Busca la calle de tu realización personal entre el camino del gato y el camino del mono». El cachorro de gato deja por inercia que su madre le ponga el alimento en la boca, mientras que el mono se aferra con todas sus fuerzas al que le proporciona alimento.

Respirar es un placer, no entendido en el sentido hedonístico del goce. Cuando respiramos, estamos «sonriendo» a la lengua, la respiración es actividad inspirada. Inspirar significa dar la vida y es, por lo tanto, un regalo de Dios. Dios le sopló a Adán «Ruach» o «Pneuma», como lo narra la Biblia. Las dos palabras, la primera hebrea y la segunda griega, significan «respiración» y al mismo tiempo «espíritu». Más adelante puede leerse: «...y el hombre se convirtió en un alma con vida». Esto significa que la respiración, en su sentido más profundo, no es otra cosa que un instrumento divino y un camino siempre vivo hacia nuestra gran liberación.

LOS EJERCICIOS

Los ejercicios respiratorios recopilados en este libro son el resultado de muchos años de trabajo y una larga experiencia con enfermos y con sanos. Cada capítulo está dedicado a un tema. Los ejercicios están clasificados por orden de dificultad. La segunda parte, también incluye ciertos ejercicios que ya presuponen una cierta práctica en la respiración, así como una visualización entrenada. Hay personas a las que les resulta difícil visualizar, pero mi consejo es que no por ello dejen de hacer los ejercicios y traten de visualizar una y otra vez las imágenes, pues éstas suponen una ayuda extraordinaria en nuestro trabajo. Lo que al principio puede parecernos una montaña inaccesible, resulta con el tiempo un montículo insignificante.

Hemos incluido en nuestro programa, no sin cierta reserva, la teoría de los siete centros de energía, también denominados chacras, según el yoga hindú. Dichos centros participan directamente en la configuración del cuerpo, el alma y el espíritu a nivel áurico pero, de momento, no deben preocupar al principiante. De cualquier forma, los chacras se activan y ponen en funcionamiento automáticamente con cada ejercicio de respiración que realicemos y, teniendo en cuenta que la mayoría de las disciplinas de hoy presuponen su conocimiento, no hemos querido omitirlo. Esperamos que la sencilla explicación en la página 95 sea suficiente para facilitar al profano su localización y su posterior integración en los ejercicios.

Es importante recordar que hasta los ejercicios más sencillos tienen efectos sorprendentes y que el simple hecho de concentrarnos en nuestro centro con los ojos cerrados ya deja una huella perceptible en el transcurso del día.

Se aconseja escoger siempre uno o dos ejercicios que se repetirán de tres a siete veces durante toda una semana. Los ejercicios deben practicarse con tranquilidad, relajación y, de ser posible, prolongando la respiración, como si lo hiciésemos en cámara lenta. Unos cuantos ejercicios por la mañana con la ventana abierta ya son suficientes para transformar nuestra consciencia. Con toda seguridad, iremos más contentos al trabajo. Una respiración rítmica nos acompañará inconscientemente durante todo el día, ya lo pasemos en la oficina, seamos deportistas, obreros, o llevemos una vida casera y sedentaria.

En todos los ejercicios se indica la postura más favorable para practicarlos. Sentados, de pie o tumbados, lo esencial es tener recta la columna vertebral y la pelvis. Encogidos y torcidos no llegaremos a ningún sitio. Salvo algunas excepciones, todos los ejercicios pueden realizarse sentados o tumbados, de manera que hasta los enfermos que deban guardar cama pueden acelerar su recuperación de este modo.

Con cada ejercicio se indica siempre el principal efecto que produce, si bien no debe olvidarse que, en general, la práctica de todos los ejercicios contribuye de por sí a que nos encontremos más sanos, más positivos y más vitales.[4]

Los ejercicios se harán con los ojos cerrados y en actitud meditativa, concentrándonos en nuestro interior. Una nariz despejada es uno de los requisitos básicos para obtener buenos resultados. Una cavidad nasal en mal estado es capaz de enfermar el lado correspondiente del cuerpo por el abastecimiento insuficiente de Prana y de oxígeno. En un caso así, deberíamos practicar con la cavidad impedida, por el motivo que sea, con más frecuencia de lo normal. Los ejercicios nasales son importantes porque conservan húmedas las membranas pituitarias que calientan el aire al inhalar liberándolo de las partículas de polvo.

Al principio, un lugar tranquilo y bien ventilado, o bien un sitio silencioso en la naturaleza, favorecen el éxito de los ejercicios al principio. Posteriormente, podremos realizarlos en la oficina, en el avión o incluso, paseando.

La teoría, formulada por algunos críticos, de que los ejercicios pueden resultar peligrosos, es absolutamente falsa. En los años que llevamos practicándolos, aún no hemos encontrado a una sola persona que haya enfermado física o psíquicamente por esta causa. Debe quedar claro, sin embargo, que su práctica exagerada

4. Las explicaciones se han hecho cortas para que puedan ser grabadas sobre una cinta y practicadas por medio de ésta si falta una persona para leerlas.

puede hacer que algunos nervios den la voz de alarma o que la columna se resienta. Neuróticos y psicópatas corren especial peligro, pues tienden a exagerarlo todo. Visto desde este ángulo «cualquier medicina es un veneno» como dijo una vez el gran médico Paracelso.

Como ya hemos mencionado anteriormente, lo mejor es practicar los ejercicios estando relajados, acentuar la espiración y dejar que la inspiración se produzca casi por sí sola, como si quisiéramos ensanchar las cavidades internas. Con la espiración siempre podemos ser derrochadores.

Las visualizaciones que vienen acompañando cada ejercicio constituyen una gran ayuda para obtener buenos resultados, ya que nos ofrecen una especie de fórmula mágica que desciende hacia nuestro inconsciente para seguir cumpliendo su tarea allí. Con ello, entramos, en cierto modo, en el campo de la magia. Sentir de forma intensa la parte del cuerpo que estamos trabajando convierte cada ejercicio de respiración en un pequeño ritual de magia.

La parte se convierte en Todo,
la debilidad experimenta la fuerza,
el vacío se llena,
lo pasado se vuelve nuevo.

Lao-Tsé

LOS EJERCICIOS DE RESPIRACIÓN

Primera parte

Al principio sólo había alma pura y espacio puro.
La fuerza de todas las cosas es Wahkan,
el alma del espacio, la fuerza
creativa y receptora de todas las cosas.
De Wahkan nació una implosión, la
inspiración, luego la explosión,
la espiración.
De ahí nació el movimiento del Todo.
Este movimiento es la energía activa,
conceptiva y planificadora.

Proverbio indio
HARLEY SWIFT DEER

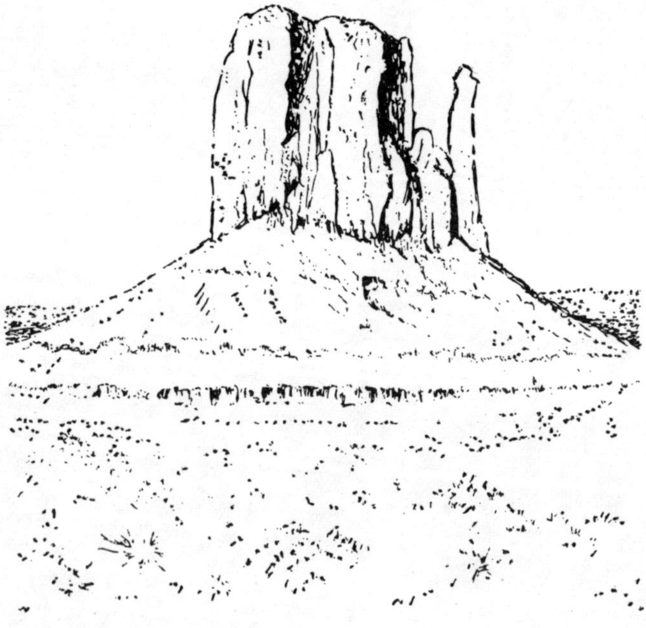

I. EJERCICIOS PRELIMINARES

Relajación total

Este ejercicio de relajación debería realizarse siempre antes de comenzar con los de respiración.

Túmbate sobre una manta o colchoneta, levanta los brazos y estírate hacia arriba y hacia abajo. Intenta «rebasar»los límites del cuerpo, logra «salirte de él».

La auténtica relajación comienza ahora. Los brazos descansan junto a las caderas, los pies están ligeramente separados. Vuelve hacia arriba las palmas de las manos e inclina la barbilla hacia el pecho. Tus ojos están cerrados, pero intentas llevar la pupila hacia la nariz, como si quisieras mirar dentro del cerebro. La sensación de pesadez en los brazos y las piernas es cada vez mayor; con la cabeza y el tronco te imaginas cayendo sobre un mullido edredón.

Observa ahora el ritmo de tu respiración. La parte de nuestro cuerpo que nos «pida» aire es ahora nuestro centro. No te interpongas en el ritmo natural de la respiración, considérate sólo un testigo de lo que acontece. La respiración se vuelve lenta y sosegada, entra y sal sin emitir el menor sonido. La boca permanece cerrada. Sentimos cómo nuestro cuerpo respira.

Una vez relajado totalmente, ve dejando a un lado los asuntos más o menos importantes de tu vida cotidiana, los problemas se hacen cada vez más pequeños e insignificantes. Todo se aleja cada vez más; imagina que vas caminando por una alameda y dejas atrás a personas y cosas. Relajarse significa estar despierto, atento y profundamente concentrado. No debe confundirse con un quedarse traspuesto en el sofá.

Sentarse correctamente

La postura: Los huesos de la pelvis deben estar rectos, así como la columna vertebral, mientras que los hombros se mantienen relajados. Puede tenerse la sensación de tener la espalda curvada. La barbilla se inclina ligeramente hacia el pecho, de modo que la coronilla parezca atraída hacia arriba por una fuerza invisible.

La primera vez
que respiramos
en nuestra vida,
damos también el
primer paso hacia
el mundo exterior,
hacia la comunicación,
hacia la libertad
de saldar viejas deudas.

THORWALD DETHLEFSEN

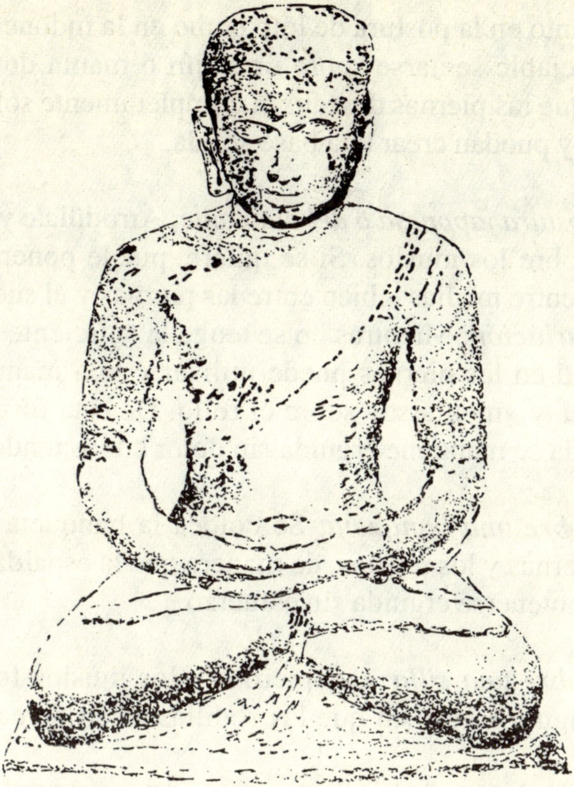

Postura de loto con las piernas cruzadas: Las plantas de los pies están mirando hacia arriba, el empeine de un pie descansa sobre la pierna del otro.

Alternativa: Sólo la planta de un pie está mirando hacia arriba, el otro se encuentra en el pliegue que hace el muslo al doblarse.

Postura indonesia: Las piernas no están cruzadas, sino dobladas, simplemente, y descansando sobre el suelo.

Tanto en la postura de loto como en la indonesia es aconsejable sentarse sobre un cojín o manta doblada para que las piernas descansen completamente sobre el suelo y puedan crear una base sólida.

Postura japonesa o del diamante: Arrodíllate y siéntate sobre los muslos. Si se quiere, puede ponerse un cojín entre medias o bien entre las piernas y el suelo.

Variación: Mientras no se tenga la suficiente flexibilidad en las piernas puede utilizarse una manta enrollada y «montarse» sobre el rollo. De esta forma, la espalda se mantiene erguida sin dolor en los tendones.

Sobre una banqueta: Se coloca la banqueta entre las piernas y los muslos, de manera que la espalda puede mantenerse erguida sin esfuerzo.

Sobre una silla: Las piernas y los muslos forman un ángulo recto, sin que las rodillas estén demasiado altas.

Las plantas de los pies están puestas sobre el suelo o sobre una manta doblada. Si el asiento está inclinado ligeramente hacia atrás, será necesario levantar el coxis con un cojín o un libro. Los muslos han de estar en contacto con el asiento, pero la espalda no debe rozar el respaldo.

Nota: las dos primeras posturas son difíciles para el hombre occidental, aunque merece la pena practicarlas. En esta posición, nuestra base está bien fundamentada, la columna vertebral y la pelvis pueden mantenerse rectas sin dificultad y la energía fluir sin obstáculos.

Triple es el ritmo de la vida
exigente,
generoso,
desinteresado.

Inspirando recibo el mundo en mi interior,
espirando me entrego al mundo,
vacío me experimento a mí mismo,
vivo
libre de mi propio yo
y me abro de nuevo.

Inspirando recibo el mundo en mi interior,
espirando me entrego al mundo,
vacío experimento la plenitud,
deformado lleno la forma.

LAMA GOVINDA,
Meditación creativa

1 Respiración en tres fases y respiración completa. Tumbados, para sentir las diferentes partes de los pulmones.

Recuerda: Lo primero siempre es vaciarte de aire («dar glorifica más que recibir»).

a) *La respiración abdominal (o diafragmática)*

Este ejercicio tiene por objeto reafirmar nuestra base, que tan a menudo descuidamos.

Pon las manos sobre el vientre y llena lenta y conscientemente de aire la zona del diafragma. El vientre se infla. Retén el aire durante unos instantes y espira de nuevo lentamente. El vientre vuelve a su posición normal.

Intenta prolongar la respiración lo más posible en todos los ejercicios.

Al espirar, dirige conscientemente la energía hacia todos los órganos del abdomen y hacia los pies, intentando tranquilizar la circulación. La parte inferior del tejido pulmonar es la más fuerte.

Repite este ejercicio de cinco a siete veces.

b) *La respiración torácica*

Pon las manos en los costados, con el dedo pulgar hacia atrás. Respira llenando de aire conscientemente la zona de la caja torácica. Siente cómo se dilatan los músculos intercostales y la espalda, como si fuéramos un globo inflado. Retén la respiración unos momentos y, al espirar, dirige tu energía hacia el corazón y los pulmones.

c) *La respiración clavicular*

Pon los tres dedos intermedios de las dos manos sobre la parte superior del tórax, justo en la hendidura que se forma debajo de las clavículas. Allí se encuentran los vértices de los pulmones, hoy bastante descuidados debido a las malas posturas, a pesar de su gran utilidad para la actividad del cerebro. Respira llevando el aire hacia esta zona, con la menor participación posible del abdomen y los músculos intercostales, sin forzar la respiración y, únicamente, hasta donde te resulte agradable. Al espirar, visualiza la glándula tiroides y el cerebro, concentra tu energía en estos dos puntos y siente tus sentidos despiertos.

Repite este ejercicio de cinco a siete veces.

d) *La respiración completa normal*

Intenta unir las tres fases de respiración en una sola de inspiración y espiración.

Comienza con el abdomen, continúa con el tórax y

respira por último en los vértices de los pulmones. La respiración transcurre de abajo hacia arriba. Respira lenta y reposadamente, como en cámara lenta y retén la respiración unos instantes.

Al principio, se recomienda seguir el siguiente ritmo:

Inspirar en cinco tiempos, que corresponden aproximadamente a los latidos del corazón.

Retener en tres tiempos.

Espirar en cinco tiempos.

Retener en tres tiempos.

Aclaración: No es necesario ser excesivamente puntilloso, en cualquier caso, la respiración empezará a fluir por sí sola en muy pocos momentos, sin necesidad de contar los tiempos.

Este ejercicio nos permite llevar conscientemente la energía absorbida por todo el organismo, desde la coronilla hasta la planta de los pies.

Repite este ejercicio de cinco a siete veces.

Efectos: Aumento de la vitalidad.

Visualización: «Cada vez que respiro, consigo reunir más fuerza». «Con cada momento que pasa me siento mejor y mejor.»

II. EJERCICIOS BÁSICOS. ENTRENAMIENTO DE LA RESPIRACIÓN

2 Respiración nasal alternante.
Sentados para ejercitar la nariz.

Coloca el dedo pulgar junto a la ventana nasal derecha, si has elegido la mano derecha, y el dedo índice junto a la ventana nasal izquierda. Una vez preparados respira rápida y superficialmente por cada una de las dos ventanas nasales y espira alternativamente por la derecha o por la izquierda.

Repite el ejercicio durante medio minuto.

Efectos: Se activan las células nerviosas en el tercio superior de la nariz, responsables, principalmente, de la absorción del Prana. Para ventilar y limpiar la nariz.

Visualización creativa: «Mi cerebro está vivo y despierto».

3 Respiración de «fuelle».
Sentados para el vientre y el pecho.

a) *Coloca las manos sobre el vientre*

Realiza una respiración exclusivamente abdominal (ejercicio 1a), inspirando y espirando el aire con fuerza y que se oiga, como si quisieras atizar el fuego de una chimenea con un fuelle.

b) Haz lo mismo, ahora con una respiración exclusivamente intercostal (Ejercicio 1b)

Repite el ejercicio de treinta segundos a un minuto.

Efectos: Reactivador, estimula los órganos del aparato digestivo y ayuda a combatir el frío y el cansancio.

Visualización creativa: «Soy fuerza y confianza».

Persevera en el Hara,
respirando largamente.
Como si vaciaras una bomba de aire,
así presionas la respiración
hacia el vientre.
La mayoría de los hombres
aún no han descubierto esta
forma de reunir fuerzas en
la zona del vientre.
Y también la boca ha de
mantenerse cerrada.

OKUDA, maestro Zen

Respiración Hara.

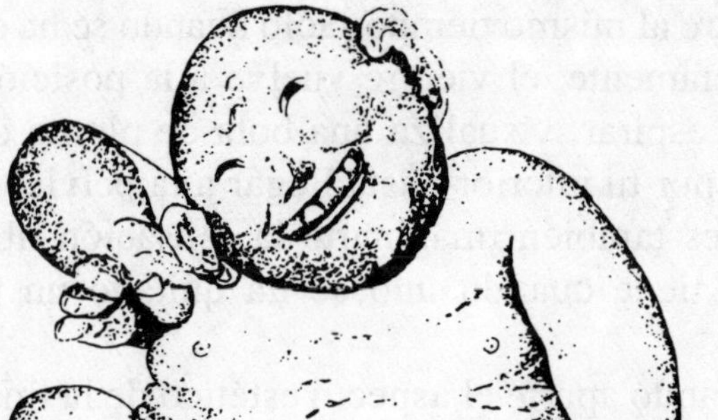

4 Sentados.

Este tipo de respiración tiene su origen en el Japón y se centra en la zona del estómago, como lugar que da cobijo al punto de energía KI y que ha de situarse a unos tres centímetros por debajo del ombligo. Hara es la palabra japonesa que designa al abdomen. Esta respiración ayuda a fortalecerlo y es muy importante para sentir la liberación que produce el «dejarse llevar hasta lo más profundo de nuestro ser». Desde el punto de vista oriental, un hombre sin Hara es un hombre sin fundamento.

Coloca las manos sobre el vientre y respira lentamente hasta experimentar una agradable sensación de plenitud. A continuación, espira con ayuda de una «fffff» prolongada y los labios entreabiertos, relajando el vientre al mismo tiempo. Sólo cuando se ha espirado completamente, el vientre vuelve a la posición original. Al espirar, visualiza una bola de plomo que desciende por tu interior hasta llegar a la pelvis. De gran ayuda es también imaginarte la sensación liberadora que se tiene cuando uno se ha quitado un peso de encima.

Dejando aparte el aspecto estético de la imagen, es bueno identificarse con la figura del vientre inflado de Buda. Sentir el vientre conscientemente ayuda a descargar la fatigada mente de los occidentales.

Efectos: Liberación de los miedos. También es bueno para aliviar los dolores en el vientre, el estómago, la bilis y durante la menstruación.

Visualización creativa: «Soy firme e invulnerable como la roca».

Los pulmones son de gran
importancia para nosotros.
Si extendiéramos todos
los finos alveolos que forman
los pulmones, la superficie
resultante tendría el
tamaño de un aeropuerto.

5 Respiración «bostezo».
Sentados.

Abre la boca todo lo que puedas. Intenta forzar un bostezo con ayuda de la letra «a» y, al mismo tiempo, te retuerces como un gato que acaba de despertarse. Como los bostezos se contagian, la respiración bostezo se realiza más fácilmente en grupo. Espira con la boca abierta.

Repite el ejercicio cinco veces.

Efectos: Sirve para profundizar la respiración, relajarse, liberar los miedos y dilatar los bronquios.

Visualización: «Me siento despierto y sano».

6 «Soplar la sopa».
Sentados.

Pon los labios como si fueras a silbar, respira por la nariz y expulsa el aire por el hueco que forman los labios, imaginando que estás soplando para enfriar una cucharada de sopa muy caliente. Pon la palma de la mano delante de la boca para llevar un mejor control.

Efectos: Reanimación del centro de energía situado entre las cejas, aumento de la memoria y la lucidez.

Visualización: «Me siento lúcido y con la mente clara».

7 «Soplar una vela».
Sentados.

Siéntate y pon una vela encendida delante. Sopla la vela recogiendo los labios, pero sólo hasta que se incline la llama sin que llegue a apagarse. Con el tiempo, nos vamos alejando cada vez más de la vela, de manera que también tendremos que soplar cada vez más fuerte y con mayor precisión para aumentar el efecto.

Repite el ejercicio siete veces.

El *efecto* es el mismo que en el ejercicio 6: «soplar la sopa».

Visualización: «Con exactitud y precisión, mi trabajo es cada día mejor».

8 «Ejercicio del león».
Tumbados o sentados sobre los talones.

En la posición de la media vela (ver dibujo), sacas la lengua todo lo que puedas, inspirando y espirando suavemente por la nariz. Después, vuelves a meter la lengua en la boca y presionas su parte inferior contra el paladar, sin dejar de respirar por la nariz. Vuelve a sacar la lengua y repite el ejercicio unas cinco veces. En la posición de la media vela es como mejor se estimula el riego sanguíneo de la faringe y se obtienen los mejores resultados.

Efectos: Este ejercicio es bueno para evitar que empeore un resfriado incipiente y las afecciones en las vías respiratorias.

Visualización: «Cada momento que pasa me siento mejor y mejor». «Resistencia.»

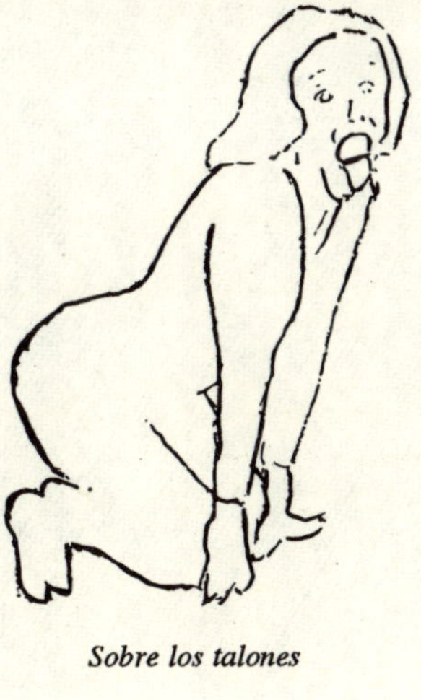

Sobre los talones

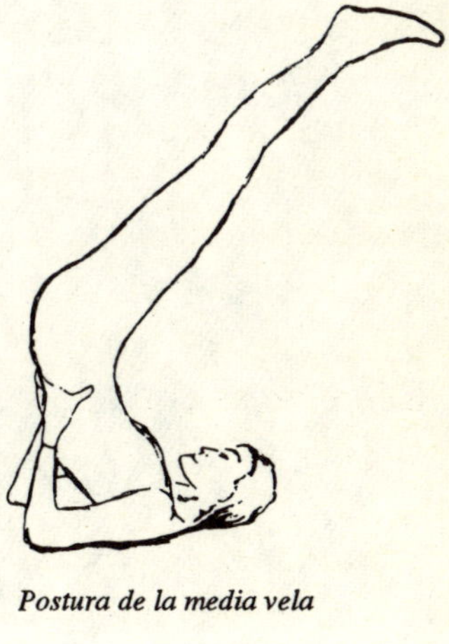

Postura de la media vela

Éste es el camino
más elevado que puede recorrer
alguien que tenga bien cerradas
las puertas
de sus sentidos,
que sea dueño de su corazón y
de las ideas volátiles;
el hálito del espíritu,
le sopla al oído.

Bhagavad Gita

9 Respiración de los flancos. De pie o tumbados.

Coloca la mano izquierda sobre el costado derecho y levanta, inspirando, el brazo izquierdo mientras apuntas con el dedo índice. Estira lo mejor que puedas el lado derecho y concéntrate en el pulmón derecho. Espira y deja caer el brazo. Estira el lado izquierdo, concentrándote ahora en el corazón y el pulmón izquierdo. Espira de nuevo.

Repite el ejercicio tres veces.

Efectos: Ayuda a tomar consciencia de los dos pulmones y a liberarse de bloqueos. Es bueno para mejorar las malas posturas y la escoliosis.

10 Respiración dorsal «en cuatro patas». Con la espalda encorvada.

Arrodíllate y pon las manos sobre el suelo. Cuando estés «a cuatro patas», inspira profundamente mientras encorvas la espalda como los gatos cuando se estiran. Cuando realizas este ejercicio, estás llevando aire fresco, y ventilando, especialmente, a la parte posterior de los pulmones. Retén el aire unos instantes y al espirar, imagínate que alguien presiona la columna vertebral hacia el suelo. Levanta la cabeza mientras lo haces.

Repite el ejercicio siete veces.

Efectos: Mejora el riego sanguíneo de los pulmones, mantiene sana la región intercostal.

Visualización: «Tengo apoyo».

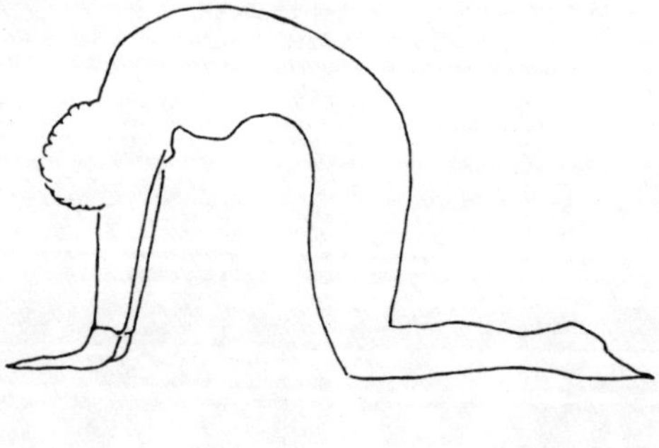

Desde que la comadrona cortó
el cordón umbilical,
los pulmones se convirtieron
en la placenta que une a los
hombres con la Madre Cósmica.

C.L. Schleich
Pasado soleado

¡Debes recibir el aire
como a un amigo querido!

Al respirar es importante el descanso,
en el descanso acontece la verdad.

Robert Walser

11 Respirar «olfateando» - Aromaterapia. Sentados.

Tápate un lado de la nariz con el dedo índice e inspira olfateando, sin demasiada rapidez, por el otro lado. Al hacerlo, imagínate un olor intenso que produzca un efecto concreto, por ejemplo, el olor a café recién molido (efecto reanimador), a menta o a limón (refrescante), a lavanda o a salvia (tranquilizante).

Después, expulsa el aire de un soplo por la misma fosa nasal. Infla ligeramente las ventanas de la nariz para intensificar algo más el aroma.

Aún puedes profundizar más el efecto, si utilizas la aromaterapia. Ponte en la mano una gota de un aceite esencial aromático (o una pizca de café molido) y, olfateando, respira placenteramente el perfume por la nariz. Como sabes, estos aceites tienen propiedades curativas, mayores que las de una infusión de la misma planta. Mediante el olfateo, el aroma penetra directamente en el cerebro, desde el que dirigimos las funciones de nuestro cuerpo.

Repite tres veces el ejercicio.

Efectos: Los que se han descrito en el párrafo anterior.

Visualización: «Estoy despierto y lleno de vida». «Estoy tranquilo y relajado.» «Estoy preparado para afrontar mi tarea.»

Pero tú, cuando te encuentres en tu callada celda,
y quieras recogerte en tu espíritu,
absorbe éste por la nariz,
condúcelo después hasta el corazón.
Cuando el espíritu haya entrado,
todo lo que venga después será júbilo y
alegría, como el hombre que, después
de una larga ausencia, no sabe qué hacer
de alegría cuando puede abrazar a
su familia...

Centuria de los monjes de Athos
Calisto e Ignacio, siglo XIV

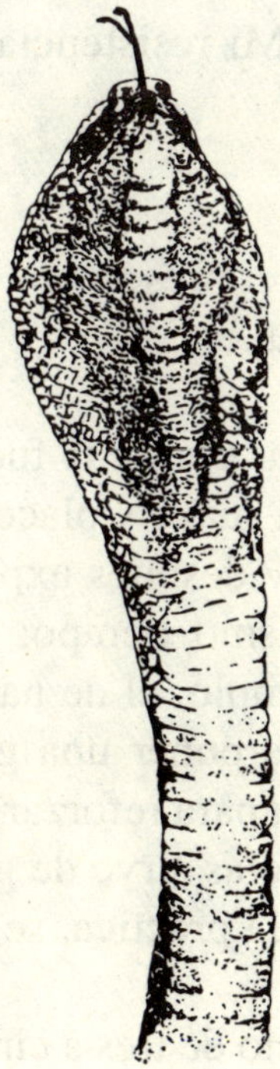

12 Respiración «silbido de la serpiente». Sentados.

Siéntate con la espalda recta y respira profundamente, inflando el pecho, retén la respiración unos instantes y expulsa el aire pronunciando una prolongada «sssssss». Este obstáculo que interponemos en la espiración despierta fuerzas ocultas en nosotros.

Repite el ejercicio de tres a cinco veces.

Efectos: Estimula la circulación sanguínea, aumenta la tensión y ayuda a combatir el cansancio y la apatía.

Visualización: «Mi resistencia aumenta de día en día».

13 Respiración «refrescante». Aromaterapia.

Enrolla la lengua como si fuera un cucurucho y respira a través de él suave y placenteramente, retén el aire unos instantes y después expúlsalo normalmente por la nariz. Al mismo tiempo, imagínate un sabor refrescante (por ejemplo, el de naranja, limón o menta). También puedes poner una gota de una de estas sustancias en la boca para reforzar el efecto. La utilización directa de esencias sirve de gran ayuda al principio. Más tarde, con la práctica, se puede prescindir de ellas.

Repetir el ejercicio de tres a cinco veces.

Efectos: Refresca cuando hace mucho calor, ayuda a mitigar el nerviosismo, la rabia y el enfado.

Visualización: «Me siento fresco y tengo la suficiente perspectiva de las cosas».

En la práctica de la meditación, se resalta
la importancia de la espiración, pues
su efecto es liberador. Cuanto mejor nos
sale, mayor es nuestra inmunidad con
respecto a las sensaciones externas.
Al final casi ni se perciben, al final
sólo somos respiración y somos
respirados.

Herrigel, *El camino Zen*

La respiración es la puerta hacia el Tao

Proverbio chino

III. EJERCICIOS PRÁCTICOS PARA ESPIRAR

14 Espirar en «fft»: «La locomotora». Sentados.

Advertencia: Es muy importante en todos los ejercicios aprender a expulsar el aire «hasta la última gota». Por ello, a continuación ofrecemos tres ejercicios para practicar la espiración.

Siéntate con la columna vertebral recta y deja, como de costumbre, que la respiración penetre fluyendo lentamente. Cuando los pulmones estén lo suficientemente llenos, expulsa el aire por la boca emitiendo el sonido «fft - fft - fft». El aire sale por la boca entreabierta, como si lo hiciera por una válvula semiabierta, hasta que los pulmones están completamente vacíos.

Repite el ejercicio siete veces.

Efectos: Profundiza la inspiración, aumenta el volumen de la respiración, ayuda a combatir el asma y la bulimia.

Visualización: «Siento cómo me he vaciado por dentro».

Treinta radios se unen en el cubo,
el vacío entre ellos forma la rueda.
El alfarero del barro hace vasijas,
y el vacío las convierte en recipientes.
Puertas y ventanas interrumpen los muros,
el vacío interior forma el cobijo.
Lo visible da forma a una obra.
Lo invisible constituye su valor.

Lao-Tsé

15 Espirar tumbados.

a) Túmbate en el suelo, con la barbilla inclinada hacia el pecho. Inspira levantando los brazos, llévalos hacia atrás y vuelve a depositarlos en el suelo. Descansa unos instantes. Espira, incorporándote lenta y meditativamente hasta quedarte sentado. Flexiona el tronco hacia delante, las manos están sujetando los tobillos, e intenta acercar la frente a las rodillas. Descansa unos instantes, expulsando el aire «hasta la última gota». Inspira de nuevo mientras te incorporas y vuelves a la posición inicial, es decir, tumbado en el suelo. Expulsa el aire. Las manos vuelven a estar junto a la cadera.

Repite el ejercicio tres veces.

b) Túmbate en el suelo, pon las manos en los costados con el dedo pulgar mirando hacia la espalda y respira profundamente. Descansa unos instantes y después, levantando la cabeza, expulsa el aire haciendo presión en los costados, como si quisieras exprimir una esponja. Descansa un momento.

Respira de nuevo, descansa la cabeza en el suelo.

Repite el ejercicio tres veces.

Efectos: Posibilita una respiración más profunda, activa el diafragma y los músculos abdominales. Es bueno para combatir el asma y la bronquitis.

Visualización: «El vacío es el regazo de todas las cosas».

16 Fuerte contracción diafragmática. De pie.

Ponte de pie y agáchate ligeramente inclinando el tronco hacia delante y apoyando las manos sobre las rodillas. Espira totalmente hasta haber expulsado la «última gota de aire». Con los pulmones vacíos, contrae de golpe el diafragma de tal manera que se forme una cavidad debajo de las costillas. Aguanta todo lo que puedas (de diez a veinte segundos), deja después volver a fluir el aire libremente e incorpórate.

Repite el ejercicio de dos a tres veces.

Efectos: Activa la circulación de los órganos abdominales medios, mejora los procesos de asimilación (hígado, bilis, estómago y páncreas), es eficaz para combatir la diabetes y el debilitamiento de los procesos digestivos.

Visualización: «La salud y el orden reinan en cada una de mis células».

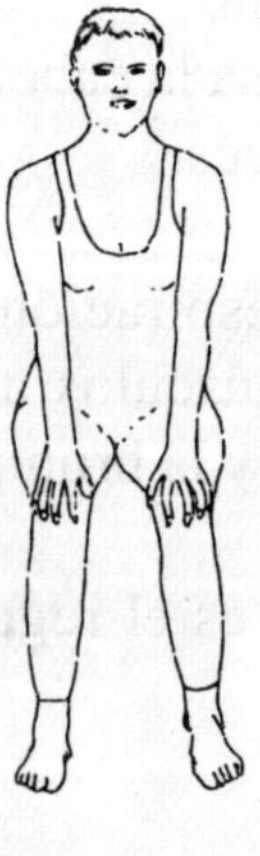

Fuerte contracción diafragmática - de pie

El no tener, el estar vaciado
invierte la naturaleza,
un espacio sin aire,
hace que el agua ascienda.

Cuanto más se aleja el hombre
de todo el ajetreo exterior,
más se apremia Dios a llegar
hasta él.

Maestro ECKHART

17 Fuerte contracción diafragmática. Tumbados.

Esta posición es más difícil que la anterior pero más efectiva. Túmbate en el suelo mirando hacia arriba y expulsa todo el aire que te quede en los pulmones. Contrae de golpe el diafragma como en el ejercicio 16, de manera que se forme una cavidad bajo las costillas.

Estira los brazos y llévalos hacia atrás, reposándolos en el suelo. Estírate todo lo que puedas y mantén esta posición tanto como te sea posible. Después, deja que vuelva a entrar el aire, devolviendo los brazos a la posición inicial.

Repite el ejercicio de una a dos veces.

Efectos: Activa la circulación de los órganos abdominales medios y la regeneración de las células. También ayuda a combatir la diabetes y la insuficiencia hepática.

Visualización: «Fortaleza y salud fluyen en todas mis células».

Dos gracias nos vienen dadas al respirar,
tomar el aire y espirarlo.
Lo uno oprime, lo otro refresca,
qué maravillosa mezcla de la vida.
Da gracias a Dios cuando te exprime
y agradécele cuando te deja libre.

GOETHE

Todo forma parte de la
respiración divina,
como el día en la
neblina de la madrugada.

MUHYIDDIN IBN AL ARABI

IV. EJERCICIOS PARA RETENER LA RESPIRACIÓN Y COMPLEMENTARIOS.

18 Ejercicio de retención I. Sentados.

Respira suavemente hasta llenar los pulmones. Para cerrar del todo la epiglotis, lleva la rodilla hacia el pecho y retén el aire todo lo que puedas. Al principio el tiempo ideal son 20 ó 30 segundos, luego puede prolongarse paulatinamente hasta retener el aire durante un minuto, incluso dos. El diafragma puede relajarse ligeramente y la espalda debe permanecer recta.

Cuando liberes el aire, imagina que una corriente de Prana emana de la región situada entre el ombligo y la clavícula, recorriendo, calentando y sanando todo tu cuerpo.

Repetir tres veces haciendo descansos.

Efectos: Fortalecimiento de los pulmones y el hígado. También permite una mayor toma de oxígeno, un descenso del azúcar en la sangre (contra la diabetes), y una profunda eliminación de toxinas y renovación de las células.

Visualización: «Estoy plenamente en el aquí y el ahora». «Soy fuerte e invulnerable.»

¡Alarga la respiración!
Hace tiempo, un caballero recorría
el puente de Ryohgoku sin necesidad
de coger aire.
He visto cómo muchas pescadoras
eran capaces de retener el aire
buceando durante muchos minutos.
Y también está la historia de
un náufrago que pasó varios días
bajo el agua hasta ser rescatado
con la red. Ya en la superficie
volvió a respirar.
La respiración larga fortalece.

OKUDA, maestro Zen

19 Ejercicio de retención II. Tumbados y con las piernas encogidas.

Respira profundamente y retén el aire, llevando las rodillas hasta el pecho y relajando el diafragma. Cierra las manos en un puño y presiona con ellos lateralmente la zona del vientre de cinco a siete veces. Espira de nuevo y masajea la zona del estómago con movimientos circulares de siete a catorce veces. Finalmente, coge las rodillas entre tus brazos y relájate.

Repite tres veces el ejercicio.

Efectos: Es eficaz para combatir el cansancio, para tener más sensación de calor, gracias a que se aprovecha más el oxígeno en los alveolos pulmonares y en las células. Relaja los nervios de la cabeza.

Visualización: «Estoy pleno de energía». «Cada vez me siento mejor y mejor.»

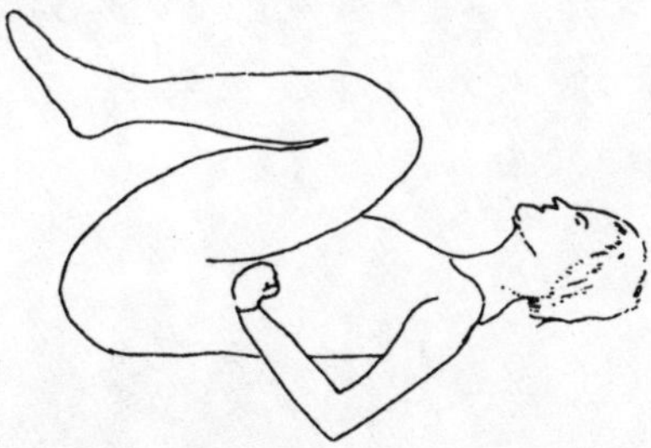

Ejercicio de retención en posición horizontal.

Cuando la respiración está completamente fuera
y se detiene por sí sola,
o está completamente dentro
y se detiene
en un instante así, de pausa universal,
desaparece el diminuto Yo.

Sochandra Tantra

Si estás distraído,
aprende a observar
la respiración.

BUDA

20 La mecedora I. Sentados.

Respira profundamente llevando las rodillas hacia el pecho y relajando el diafragma. Para ayudarte, pon las manos sobre el estómago. Con el aire retenido, saca alternativamente el pecho o el estómago, tantas veces como te sea posible. Después, espira de nuevo, visualizando una exclusa que permite el paso de la poderosa corriente. Siente la fuerza y la profundidad con las que se vuelve a poner en marcha la respiración.

Repite el ejercicio de dos a tres veces.

Efectos: Ayuda a superar la fiebre de candilejas y el miedo a los exámenes.

Visualización: «Estoy preparado para afrontar cualquier situación». «Soy fuerte e invencible.»

21 La mecedora II.

Lo mismo que has hecho en el primer ejercicio, puedes hacerlo ahora con los pulmones, si bien la duración no será tan larga.

Espira hasta haber expulsado «hasta la última gota» de aire, retén el aire con los pulmones vacíos cerrando la laringe, para que no pueda entrar nada de aire, y lleva las rodillas hacia el pecho.

Nos «mecemos» como ya hemos explicado.

Repite el ejercicio de dos a tres veces.

Efectos: Como en el anterior, sólo que el efecto es más pronunciado. Agudiza los sentidos.

Visualización: «Vacío, experimento la plenitud».

22 Estimulación de los pulmones reteniendo el aire. De pie.

Ponte de pie y separa un poco los pies, aproximadamente unos 50 cm. Imagínate que tus pies echan raíces en el suelo.

Toma aire y, mientras inspiras, recorre los pulmones golpeándolos suavemente con las puntas de los dedos, llegando hasta la espalda. Vuelve a coger aire y mientras lo retienes, dobla la rodilla, llevándola ligeramente hacia el pecho. Golpea todo el tórax con las palmas de la mano, como si estuvieras golpeando un saco vacío.

Espira de nuevo y déjate caer relajado hacia delante.

Repite el ejercicio de dos a tres veces, unos segundos cada fase.

Efectos: Reanima y fortalece la actividad de los pulmones, activa la circulación en el tórax y tonifica las membranas celulares.

Visualización: «Me siento fuerte y emprendedor».

Imagínate
que eres un águila
de la sierra.
Respira el aire,
respira como no lo has
hecho hasta ahora,
¡deja que el viento
te respire!

Siente cómo el viento
sopla atravesando tu cuerpo,
atravesando cada uno de
tus músculos y filamentos,
cada una de tus venas,
traspasando los átomos...

RESHAD FEILD

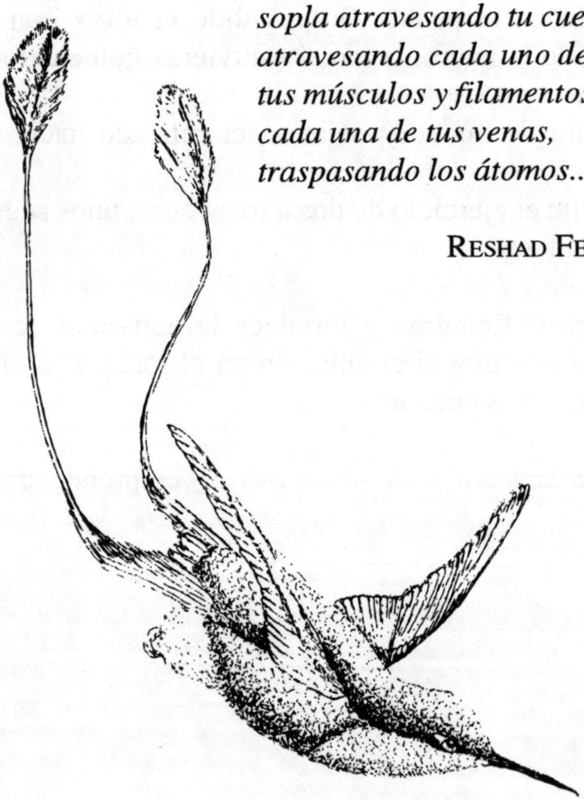

23 Ejercicio de expansión: «El pájaro que se convierte en ala». De pie o caminando.

Imagina que te encuentras sobre la cresta de una montaña, expuesto a la fuerza del viento.

Respira primero en una fase, luego en dos, en tres y, por último, en cuatro fases, levantando al mismo tiempo los brazos, un poco más altos en cada fase, hasta haberlos elevado completamente, como queriendo abrazar al mundo entero. Repite una vez más la fase de los cuatro tiempos para intensificar en un mayor grado la sensación de «poder volar». Reduce después los tiempos hasta volver de nuevo a la fase cero. Empieza ahora a caminar, inspira a los tres pasos y espira cuando hayas avanzado otros tres más.

Efectos: Ayuda a aumentar la confianza en uno mismo. Sensación de dicha y de bienestar; es bueno para combatir la timidez y la fiebre de candilejas.

Visualización: «Soy capaz, soy capaz». «Soy libre, estoy libre.»

V. EJERCICIOS PARA LIMPIAR LOS PULMONES Y LA SANGRE

24 Limpieza sencilla. Tumbados.

Túmbate en el suelo y lleva las rodillas hacia el tronco abrazando las piernas. Relaja las rodillas al inspirar y apriétalas contra el tronco al espirar, como si quisiéramos estrujar una esponja.

Repite el ejercicio varias veces.

Efectos: Aumenta la actividad de la linfa, por lo que su efecto es, a la vez, desintoxicador. Reactiva y profundiza la respiración, es bueno para combatir el asma, la anorexia nerviosa y la bronquitis crónica.

Visualización: «Me siento fresco y limpio».

Deja que el ángel del aire
abrace todo tu cuerpo.
Respira entonces larga
y profundamente.
De verdad os digo que
el ángel del aire
limpiará todas las impurezas
que haya en él...

Todo ha de volver a nacer
a través del aire.

Evangelio de la paz de los Esenios.

25 Respiración en «JA». Tumbados y de pie.

Túmbate boca arriba y respira profundamente al mismo tiempo que estiras los brazos hacia atrás. La idea es llenar completamente los pulmones de aire hasta el último resquicio, pero sin exagerar. Después, expulsa el aire de golpe, pronunciando un corto «JA». Para ayudarte, puedes presionar un par de veces el diafragma hacia arriba. Al mismo tiempo que expulsas el aire, lleva las rodillas hacia el tronco y sujétalas con los dos brazos. Descansa unos momentos y vuelve a respirar profundamente con el abdomen hasta alcanzar la región lumbar de la columna, que presionas contra el suelo. Este ejercicio es una estupenda posición de relajación. Estira las piernas y repite.

Repite el ejercicio tres veces.

Efectos: Ventila y limpia los lóbulos pulmonares, fortaleciendo además la actividad cardíaca.

Visualización: «Me siento fresco y sano».

Lo mismo, de pie.

Respira profundamente y estira los brazos hacia arriba. Al expulsar el aire, flexiona el tronco hacia delante y pronuncia un corto «JA». Si puedes, toca el suelo con las palmas o los dedos de la mano. Para poder vaciarte completamente de aire, presiona de nuevo el diafragma hacia arriba. Inspira mientras vuelves a incorporarte. Levanta los brazos y repite el ejercicio.

Repite el ejercicio tres veces.

Efectos: Se eliminan las toxinas y sustancias nocivas del entorno, como hemos indicado antes.

Visualización: «Me siento fresco y sano». «He vuelto a nacer.»

... A decir verdad, la respiración
es más importante que la esperanza;
pues si los radios de una rueda están
unidos al cubo,
a la respiración viva va unido todo.
La vida avanza gracias a la
respiración;
la respiración da la vida,
para poder vivir ella.

Upanishaden

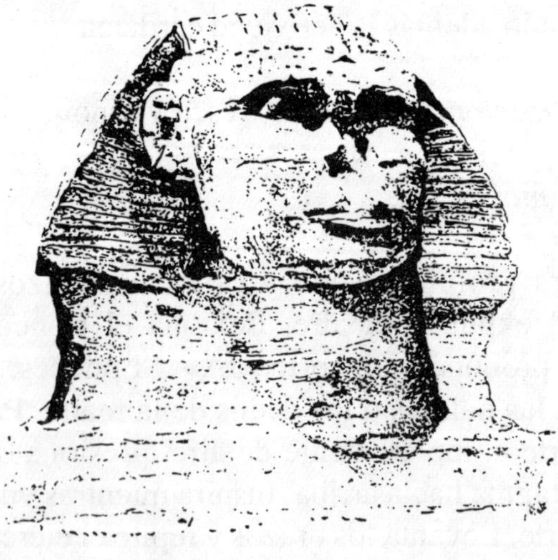

26 «La Esfinge». Sentados.

Siéntate en el suelo con las piernas estiradas, cruza la pierna derecha por encima de la izquierda con la rodilla doblada (el pie forma una línea paralela con el muslo izquierdo), y gira la columna vertebral y la cabeza hacia atrás, todo lo que te sea posible. Envuelve la rodilla derecha con el brazo derecho o sujeta la rodilla izquierda por detrás de la derecha, para lograr un mayor efecto. Mantén la posición, respira con fuerza desde la zona del abdomen. ¡Tómate tiempo! Mediante la intensa presión en la región del vientre, estamos aumentando la actividad de las glándulas linfáticas y, por lo tanto, depurando el organismo. Mantén la columna vertebral derecha y vuelve a repetir el ejercicio cambiando de lado. El cambio ha de efectuarse lentamente, como si lo hicieras «en cámara lenta».

Efecto: Este ejercicio tiene un efecto desintoxicador, consecuencia del aumento de actividad en la linfa. Reanima y refuerza el sistema nervioso.

Visualización: «Me siento respaldado». «Me siento derecho en el cuerpo y en el alma.» «Todo mi sistema nervioso está lleno de energía.»

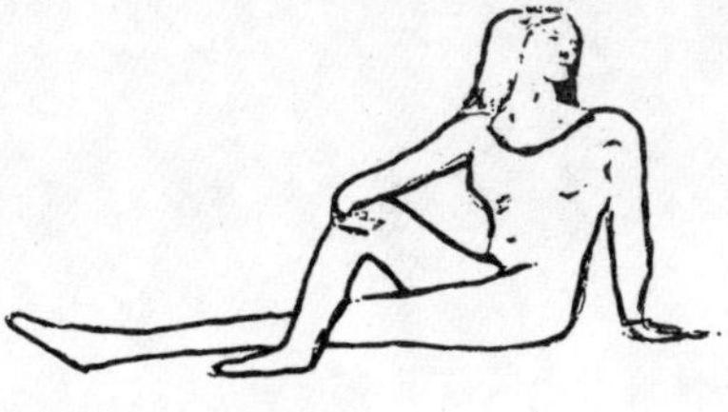

La «esfinge» sentada

27 Ejercicio depurador diafragmático. Sentados.

Expulsa el aire completamente y respira pausadamente llevando el aire hasta la zona inferior de los pulmones (la respiración completa interferiría en la fuerte corriente revitalizante de este ejercicio), mete de un golpe el estómago, sube el diafragma y, al mismo tiempo, expulsa con fuerza todo el aire por la nariz.

Repite el ejercicio rítmicamente, al menos durante medio minuto.

Primero empiezas lentamente, después, con la práctica, vas aumentando la velocidad, para incrementar el efecto estimulante.

Efectos: Sirve para depurar las toxinas, estimular la actividad en la región del abdomen (digestión, eliminación, transformación de los alimentos) y aumentar la respiración de las células.

Visualización: «Me siento enérgico, como si hubiera vuelto a nacer».

VI. «CARGAR» ENERGÍA

28 Ejercicio de carga sencillo.

a) Recargar las manos

Frótate primero las palmas de las manos, después los dorsos. Empieza a dar un masaje a cada uno de los dedos de una mano con el dedo índice y pulgar de la otra. Finalmente, entrecruza los dedos de las manos y vuélvelos a descruzar lentamente, pero como si algo te lo impidiera. Después, frótate de nuevo las palmas de las manos hasta que estén calientes.

b) Recargar los pies

Haz girar cada dedo del pie izquierdo con la mano derecha, varias veces en cada sentido. Después, repite lo mismo con el pie derecho, utilizando para ello la mano izquierda. Date un masaje por todo el empeine y, finalmente, por las plantas hasta que estén calientes.

c) Unir las palmas de las manos con las plantas de los pies

Pon las palmas de las manos en las plantas de los

pies y respira con calma, inspirando y espirando conscientemente. Cada vez que espires, dirige la energía absorbida hacia todo el cuerpo. De esta forma, la energía que normalmente se emana de las palmas y las plantas, queda en el cuerpo, potenciándose cada vez que respiras.

Repetir los ejercicios de tres a cinco minutos.

Efectos: Aumenta de un modo evidente la vitalidad física y psíquica.

Visualización: «Estoy lleno de vida y preparado para hacer frente a cualquier situación».

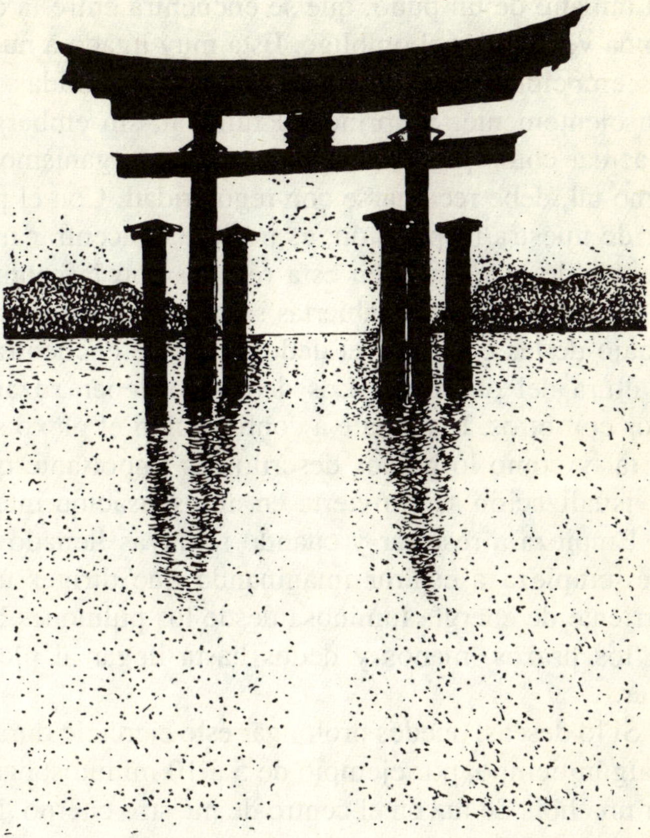

29 Cargar plexo solar I. Sentados o tumbados.

El plexo solar es una red de filamentos nerviosos del tamaño de un puño, que se encuentra entre la columna vertebral y el ombligo. Está muy ligado a nuestras emociones y a vivencias pasadas reprimidas inconscientemente. Su principal función, sin embargo, es actuar como pila o batería de nuestro organismo y, como tal, debe recargarse con regularidad. Con el poder de nuestra respiración, es posible concentrar más energía de lo normal en esta región. Pon las puntas de los dedos algo entreabiertas sobre el estómago, por debajo de las costillas (el dedo medio se encuentra a la altura del ombligo). Los dedos no deben rozarse unos con otros. Imagínate a continuación el plexo solar tal y como lo hemos descrito. Es importante que la visualización se convierta en una sensación intensa. Empieza a respirar y cuando te hayas llenado de aire, empieza a espirar imaginando que diriges una corriente de energía luminosa desde los pulmones hacia los brazos, manos y dedos hasta llegar al plexo solar.

Si lo deseas, puedes prolongar este ejercicio durante algún tiempo, por ejemplo de 5 a 10 minutos, hasta ver una bola de luz en el centro de nuestro cuerpo. No conviene exagerar la inspiración y sí es bueno perfeccionar lo más posible la espiración.

Repite el ejercicio de tres a siete veces.

Efectos: Aumento de la iniciativa y concentración al máximo de la atención que hay en nuestro interior.

Es bueno para combatir el cansancio, la debilidad y las emociones negativas.

Visualización: «Soy el sol de mi existencia, reboso salud y fortaleza».

El Sol asciende sobre la Tierra
imagen del progreso.
Así el mismo noble

I Ching

Si el ojo no fuera como el sol,
no podría verlo.
Si dentro de nosotros
no se hallara la fuerza de Dios,
¿cómo podrían gustarnos las cosas divinas?

J. W. v. GOETHE

Cuando practicamos, hemos de entender
que los niveles de la consciencia expandida
espiritual son esferas de una frecuencia
más alta. Detrás de la luz física
hay una luz espiritual.
Detrás del sol físico se halla el sol espiritual.

GEORGE TREVELYAN

30 Cargar plexo solar II. Sentados.

En primer lugar, recargamos las manos como en el ejercicio 28a, el ejercicio sencillo de carga de las manos. La mano derecha sobre el vientre encima del ombligo y la izquierda con la palma de la mano en el lugar correspondiente, en la espalda. Igual que en el ejercicio 29, para cargar el plexo solar llevamos a través de los brazos y las manos una corriente de energía hacia nuestro plexo solar en medio del alto vientre. Esta corriente solar se intensifica por medio de las manos, que en este ejercicio están una frente a la otra enviándose energía. Experimentamos una fuerte sensación de calor en el centro de nuestro cuerpo y sentimos cómo la respiración es el vehículo de la energía que viene. Con cada respiración fluye salud también hacia los otros órganos del alto vientre (estómago, bilis, hígado, páncreas).

Efectos: contra la depresión y la sensación de estar harto de vivir. Sobreesfuerzo de las membranas celulares. Entrada en lo inconsciente y en lo reprimido durante el pasado. Sobreesfuerzo del hígado, de la bilis y del páncreas.

Visualización: «Yo irradio como el sol».

La respiración de la que hablan
los textos antiguos es la expresión
de un conocimiento dinámico
de esta fuerza vital que se despierta
con cada respiración. Tiene efectos en
nuestro flujo sanguíneo, se transforma
en formas de energía cada vez
más sutiles y crea una nueva forma
de la consciencia del cuerpo.

LAMA GOVINDA
Meditación creativa

VII. DIRIGIENDO LA CONSCIENCIA

Respiración con vocales y consonantes

31 Dirigir la fuerza de la respiración (Prana) a lugares enfermos. Sentados o tumbados.

En primer lugar, recargamos las dos manos como en el ejercicio 28 (ejercicio sencillo de carga).

A continuación ponemos la mano derecha en el lugar donde hay dolor: sobre la articulación, el órgano, la herida, etcétera. Inspiramos profundamente sabiendo que nos llega fuerza del universo, y que sacamos mucho prana del aire que nos circunda. Esta corriente de energía luminosa la dirigimos con la fuerza de la espiración con la mano hacia el lugar que queremos curar. Así acumulamos la energía en un lugar preciso, y después de pocos minutos, sentimos el éxito al percibir un calor creciente. Es necesaria mucha concentración, los pensamientos no deben distraernos. Por lo tanto, como siempre, tenemos los ojos cerrados. Esta dirección de la consciencia no sólo la podemos practicar con nosotros mismos, sino también con otras personas. Entonces nos imaginamos el miembro, el órgano, etcétera, rebosando salud y vitalidad. La espiración puede ser muy fuerte pero debe practicarse con la boca cerrada y debe hacer un poco de ruido cerca de la región de la garganta. Al final retiramos lentamente a un lado la mano que cura y la sacudimos como si de esta manera quitásemos las fuerzas negativas. ¡Esto no es un mero gesto! La sanación puede incluso funcionar sin imponer las manos, solamente dirigiendo la consciencia y la respiración.

Repite el ejercicio entre 5 y 10 minutos.

Efectos: Los descritos anteriormente.

Visualización: «Estoy mejorando y mejorando por momentos». «Envío salud y orden hacia mi rodilla (corazón, bilis, estómago, etcétera).»

El éter conforma el Universo
y la respiración conforma al hombre.

Upanishads

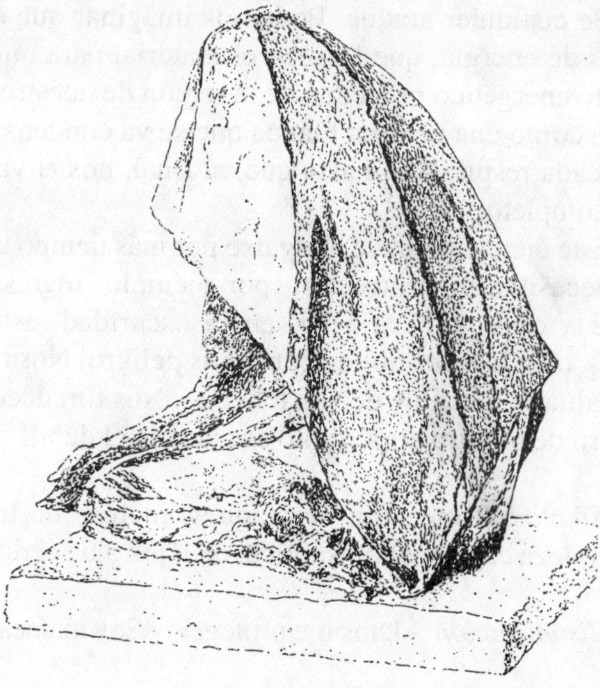

32 Creación de un manto de energía. Sentados.

Inspiramos lenta y profundamente y nos imaginamos absorbiendo mucho prana de todos lados. Al espirar enviamos conscientemente una corriente de prana absorbida como rayos de energía con los que hemos creado un denso manto energético delante de nuestro ojo espiritual, a nuestro alrededor.

Este manto nos protege como un muro infranqueable de cualquier ataque. Podemos imaginar que estos rayos de energía, que forman el material para nuestro manto energético proceden de la región de nuestro ombligo como una neblina blanca que se va condensando con cada respiración hasta que, al final, nos envuelve por completo.

Este ejercicio puede alargarse por más tiempo cuando necesitamos protección, por ejemplo, regresando tarde a casa por la noche, en la oscuridad, estando solos, o en lugares donde corremos peligro. Nos rodea un baluarte invisible de una tela fina. Nos fortalecemos dentro de nuestra aura. ¡Sólo es atacado el débil!

Efectos: Protección de ataques, incluso de los de naturaleza espiritual o psíquica, de lejos o de cerca.

Visualización: «Dios me protege». «Soy inatacable.»

El aliento
es el aliento
de la gracia de Dios,
y este aliento
es lo que despierta
el alma a la Vida.

Mientras
el alma no tiene vida
que procede de la consciencia
parece un pájaro
que aún no sabe volar.

Sabiduría sufí

33 Respiración con vocales I. Con las vocales a, e, i, o, u. Sentados.

Este ejercicio se basa en el importante conocimiento de que las vibraciones de cada vocal corresponden a las vibraciones de ciertos órganos del cuerpo. Si los sonidos se hacen audibles, se cantan o se tocan con un instrumento, pueden producir unos efectos visibles, curar, cargar, activar y estimular.[5] Las vibraciones de la U fortalecen el abdomen. Las de la O fortalecen los órganos del vientre, el plexo solar. Las de la A fortalecen el corazón. Las de la E fortalecen la tiroides, la laringe. Las de la I fortalecen la masa cerebral y el proceso del pensamiento.

Inspiramos profundamente y al espirar, dejando el vientre colgando y relajado, hacemos sonar la vocal deseada. Si prolongamos la espiración con la vocal, en poco tiempo sentiremos claramente las vibraciones que estimulan las regiones correspondientes.

Repite el ejercicio siete veces.

Efectos: Fortalecimiento. Estimulación de la autocuración. Mejora de la circulación. Contra los defectos de vocalización y para aumentar el volumen de la voz.

Visualización: «Vibro con el ritmo cósmico». «Envío salud a mi corazón (hígado, estómago, etcétera).» «¡Alegría!»

---

5. ¿Quién no piensa aquí en las trompetas de Jericó que hacían caer los sólidos muros?

La sílaba Om abre
el ser más interior del hombre
a las vibraciones de una realidad más alta.
Es la expresión de la receptividad
y de la entrega comparable
a una flor que abre su cáliz
a la luz y da la bienvenida a todos.

LAMA GOVINDA

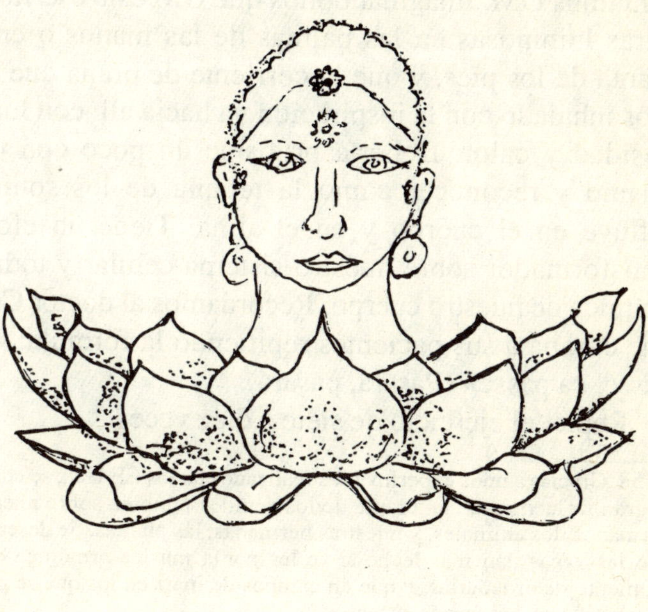

34 Respiración con vocales II. OM. Sentados.

Respiramos profundamente y, como en el ejercicio 33 (Respiración con vocales I), hacemos sonar con fuerza el OM dejando el vientre relajado para aumentar la resonancia. Utilizamos dos tercios de la espiración para la O y el resto para la M. La sílaba OM es «el sonido más perfecto que presenta la totalidad y es la palabra simbólica de lo eterno» (Rabindranath Tagore).

Repite el ejercicio de siete a diez veces.

Variaciones: con la espiración se canta OM «en las palmas de la mano o la planta de los pies», hasta que vibren. Volvemos a inspirar profundamente y al espirar cantamos OM, imaginándonos que OM está escrito en letras luminosas en las palmas de las manos o en la planta de los pies, y que la corriente de prana que hemos inhalado con la inspiración va hacia allí con luminosidad y calor. Debería probarse un poco con uno mismo y reconocer cómo la terapia de los sonidos influye en el cuerpo y en el alma. Tiene un efecto transformador sobre nuestro sistema celular y toda la química de nuestro cuerpo. Recordamos al doctor Coué que curaba a sus pacientes repitiendo la fórmula: «Ça passe, ça passe» (Pasará, pasará).[5a]

Repite el ejercicio de siete a diez veces.

5a. Gracias a unos experimentos realizados en los EE.UU., se conoce la gran influencia de la terapia de los sonidos también sobre nuestros hermanos, los animales, y nuestras hermanas, las plantas. Se descubrió que las vacas dan más leche si se les ponía música armónica en el momento de ordeñarlas, y que en campos de maíz en los que se ponía buena música, había más cosecha.

Efectos: Contra el tartamudeo, balbuceos o angustias difusas como la timidez.

Visualización: «Soy uno con el cosmos, con toda la Creación».

...La luz, como amor, para toda vida.
Podemos vivir la expansión desde el corazón
en dirección horizontal.
No tiene que ser dirigido hacia alguien
o algo en concreto.
Es el principio de la experiencia
del centro del corazón como órgano
que pasa el amor a todas las criaturas.
En este momento hemos realizado
en nosotros mismos el símbolo de la cruz.

George Trevelyan

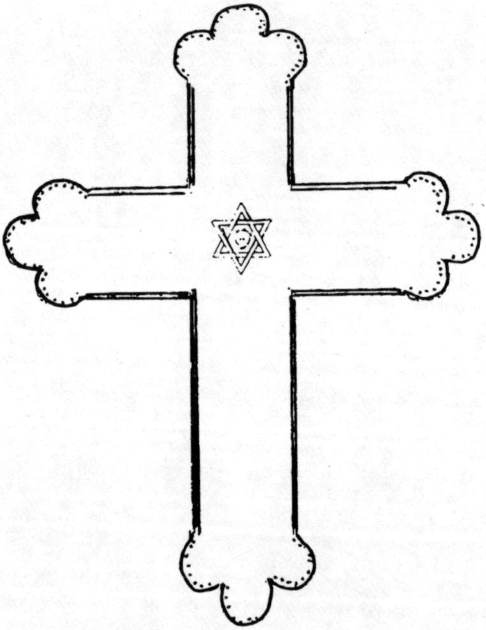

35 La respiración de la cruz. Respiración con vocales III.

Imaginemos una cruz dentro de nosotros mismos. El brazo vertical es la columna vertebral y, el horizontal, son los brazos.

Desde el punto de intersección de ambos brazos, o sea, más o menos desde el llamado «centro del corazón», cantamos en primer lugar la vocal U dirigida hacia abajo en el brazo vertical, luego la vocal I hacia arriba y luego dirigimos la vocal A a lo largo de todo el brazo horizontal, todo ello con la fuerza de la espiración, realizando cada fase dos veces.

Al final dejamos que florezca tres veces una rosa con nuestra espiración: la vocal OM en el centro de la cruz. Una evocación del regreso desde la polaridad de lo creado (dos brazos) a la unidad original de lo increado.

La cruz unida a la rosa era el símbolo de las órdenes ocultas de los rosacruces a las que pertenecía Goethe.

Repite el ejercicio tres veces con mucha concentración.

Efectos: Armonización de los sentimientos. Estimulación de los centros energéticos elevados.

Visualización: «Soy pura conciencia». «Nadie me puede herir y soy inmortal.» «Tomo la cruz de la vida sobre mí.»

36 Respiración con las consonantes. Terapia de la vibración.

Al igual que las vocales, ciertas consonantes, precisamente la S, la N y la M y la combinación NG también pueden ser cantadas y tener efectos curativos.

Sssss fortalece la circulación, N (cantado Ennnn) tiene efectos contra el resfriado y las enfermedades nasales, NG (cantado enngg) tiene efectos sobre la circulación sanguínea en la garganta, las amígdalas, las cuerdas vocales y los oídos. M (cantado emmmm) vibra en la masa cerebral, da concentración y aumenta la capacidad de pensar.

Repite el ejercico siete veces.

Efectos: Los descritos anteriormente.

Visualización: «Envío salud a mi garganta» (oídos y sinus frontales).

LOS EJERCICIOS DE RESPIRACIÓN

Segunda parte

I. RESPIRACIÓN DE LA COLUMNA VERTEBRAL. SENTADOS

37 Ejercicio de la columna vertebral. Los siete centros de energía.

Las distintas respiraciones de la columna vertebral ocupan un lugar especial en el entrenamiento de la respiración. Tienen mayores efectos que los ejercicios anteriores más sencillos, y están en un nivel más elevado, ya que son la razón de unos sucesos que espiritualizan. Esto se debe a que en la columna vertebral, nuestro árbol de vida, se hallan siete centros de energía que, sin cesar, y provenientes de unos mundos más elevados, llevan la energía a nuestro cuerpo sutil invisible. Nuestro cuerpo físico no podría existir sin el flujo de energía de este cuerpo sutil.[6] Estos centros de

---

6. Ejemplos de la historia reciente nos demuestran cómo el cuerpo sutil con los centros energéticos casi se podría decir que «alimenta» al cuerpo físico, si vibra con vibraciones más elevadas, porque existen verdaderos casos de una «desalimentación» total. La india Ma Giri Bala, por ejemplo, vivió durante cincuenta años sin comer o beber (véase Yogananda, *Autobiographie eines Yogi*, Barth-Verlag 1975. Hay traducción al castellano de Ed. Kier, Buenos Aires).

energía se parecen a pequeños discos de unos 6 centímetros que, en el hombre común, suelen estar dormidos. Pero cuando se despiertan, haciéndonos consciente de ellos, con la ayuda de la respiración los recargamos y entonces brillan como pequeños soles con colores luminosos.[7] Mirando de lado, estos centros parecen flores cuyos tallos proceden de un cierto punto en la columna vertebral. (Ver ilustración siguiente).

Para coordinar mejor nuestros ejercicios con los centros de energía, queremos hacer un breve esbozo del radio de acción que alcanzan y su relación con los sucesos del cuerpo, el alma y el espíritu.

1. Centro raíz

En la región del coxis al lado de la rabadilla.

Color: rojo.

Lugar de la energía vital, la fuerza sexual, productor de energía para todo el organismo, fuente de fuerza para los demás centros de energía.

2. Centro sacral

En el bajo vientre, entre la quinta vértebra lumbar y el hueso sacro.

La francesa Marthe Robin: cuarenta años sin alimento alguno (véase Guitton, *Portrait de Marthe Robin*, Ed. Grasset, 1985) y Theres Neumann de Alemania: treinta años (véase Steiner, *Theres Neumann*, Verlag Schnell und Steiner, 1986).

7. Los telepáticos perciben muy bien estos centros de energía igual que el cuerpo etérico de prana con el cual están unidos.

Color: naranja.

Digestión, circulación, presión sanguínea, eliminación y limpieza también psíquica y espiritual.

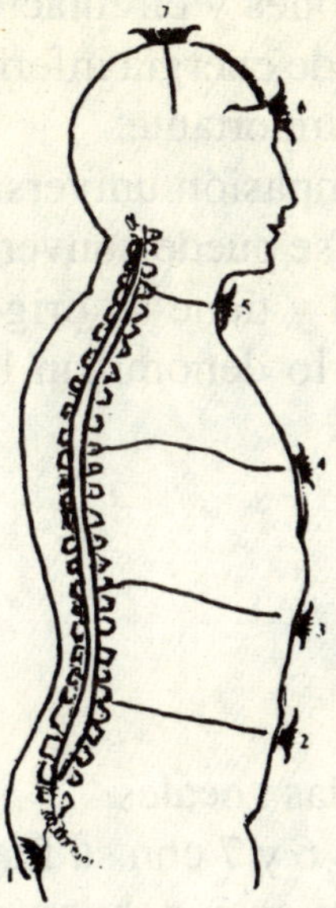

Los Chacras

1. Centro raíz
2. Centro sacral
3. Centro del plexo solar y el ombligo
4. Centro del corazón
5. Centro de la laringe
6. Centro de la frente
7. Centro de la coronilla

3. Centro del plexo solar y el ombligo

Entre la duodécima vértebra del tórax y la primera vértebra lumbar.

Color: amarillo.

«Digestión», también en sentido psíquico y espiritual, estómago, hígado, bazo y páncreas.

Muy unido a las emociones y el sistema neurovegetativo.

4. Centro del corazón

Entre la cuarta y la quinta vértebra del tórax.

Color: verde.

Corazón, parte baja de los pulmones y circulación sanguínea. Al estar entre los centros de energía inferiores y superiores, es particularmente importante.

En él se halla la fuente de la compasión universal, el lugar donde la fuerza animal-vital se puede convertir en amor universal, donde comienza y tiene su origen «el camino con el corazón», como lo denominan los chamanes.

5. Centro de la laringe

Debajo de la «nuez de Adán».

Color: azul claro.

Tiroides, laringe, esófago y cuerdas vocales.

Alimenta los centros espirituales 6 y 7 con su fuerza vital. Es la fuente de la comunicación humana, importantísima para aquellos que enseñan o guían regulando el principio del poder (uso y abuso).

6. Centro de la frente

En la mitad de la frente entre las cejas, «Tercer Ojo».

Color: índigo.

Los sentidos de la vista, el olfato, el oído, el gusto, el conocimiento espiritual y la intuición.

7. Centro de la coronilla

En la coronilla.

Color: violeta-lila.

Unión con el mundo cósmico y con la energía espiritual. Contiene la posibilidad de convertir el «ego» en un «ser superior».

Cómo hacerse consciente de los siete centros de energía y recargarlos

Primera posibilidad

Como ya habíamos descrito en la respiración (Prana) dirigida a los órganos enfermos, delante de nuestro ojo espiritual crece la imagen del centro deseado en el color correspondiente. Ponemos la mano derecha encima y con nuestra imaginación dirigimos, al espirar, una corriente clara y brillante hacia el chakra.

Segunda posibilidad

Levantamos el brazo izquierdo por encima de la cabeza, o sea, hacia el cielo, y ponemos la palma de la mano hacia arriba.

Recibe el flujo energético desde las regiones más elevadas. La mano derecha (las puntas de los dedos) la ponemos en el centro energético deseado.

Visualización al inspirar: con la mano izquierda recibo energía.

Visualización al espirar: dirijo la energía recibida a los otros centros energéticos: el centro del corazón (de la laringe, del ombligo, etcétera).

Efectos: Se fortalecen los órganos correspondientes a los centros y se crean fuerzas curativas en estos lugares.

Visualización: «Envío energía y salud a mi centro de...». «Soy el árbol de la vida.»

Tengamos en cuenta

Todos los ejercicios de la columna vertebral recargan y fortalecen los centros energéticos. La columna vertebral es nuestro «árbol de la vida», ¡la fuente de nuestras fuerzas más sutiles![8]

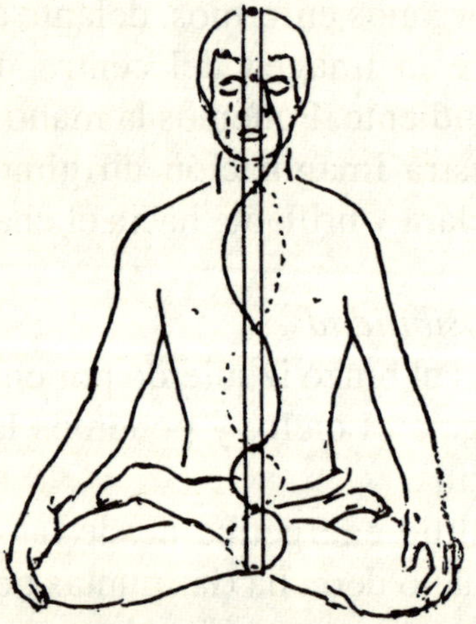

8. Hay que mencionar que, sobre todo, los ejercicios de la columna vertebral, combinados con algunos de los ejercicios sencillos de respiración, últimamente han tenido efectos muy positivos en la anorexia, esclerosis múltiple y problemas de la espalda, pero sobre todo con el asma de cualquier procedencia. Este ejercicio también tiene efectos positivos cuando la gente quiere dejar de fumar.

Al dominar el aliento
que penetra
todo el cuerpo,
el estudiante
consigue
la glorificación de la vida.

PATANJALI

Pero la respiración pura
es profunda y fatigosa
mientras que la respiración impura
es superficial
y se queda en la garganta.

TCHUANG TSÉ

38 Respiración de la columna vertebral I (con obstáculo). Sentados.

Sentimos el interior de la columna vertebral y nos imaginamos el canal medular lleno de médula y con sus funciones imprescindibles para la vida.

Durante nuestra respiración rítmica, vivimos cómo deja de fluir la corriente de prana hacia los pulmones, dirigiéndose ahora a lo largo de la médula hasta el cerebro. Al mismo tiempo experimentamos una sensación de calor.

Con los ojos cerrados inspiramos por la boca que sólo estará estreabierta. El sonido que se produce suena «chchch». Durante la inspiración dejamos que la fuerza del prana fluya a lo largo de la médula y su prolongación hasta la coronilla. Respiramos muy lentamente. Así se relaja el simpático, estamos tranquilos y miramos hacio dentro. En la coronilla se retiene un poco la respiración; luego se espira de nuevo lentamente. Mientras tanto, la boca está sólo entreabierta y la parte delantera de la lengua toca los dientes. Suena como «chiiii». Conscientemente se vuelve a dirigir el flujo de prana por el mismo camino hacia el punto más bajo de la columna vertebral.

Repite el ejercicio siete veces

Efectos: Mejora la circulación sanguínea y vitaliza el cerebro y el sistema medular. Vitaliza asimismo los centros de energía y espiritualiza.

Visualización: «Tengo médula». «Recto en el cuerpo y en el alma.» «Unido con el Cielo y la Tierra.»

39 Respiración de la columna vertebral II. «Surtidor.» Sentados.

Inspiramos como en el ejercicio 38, la Respiración de la columna vertebral I, y después imaginamos en la espiración que la corriente de prana sale de nuestra coronilla como una esencia de luz. Nos concentramos totalmente en la columna vertebral. Este ejercicio procede del *Vigyan Bhairava Tantra* y es una enseñanza de Shiva a su esposa Devi.

Repite el ejercicio siete veces.

Efectos: Relaja a la persona, el ego inicia su camino al Ser superior.

Visualización: «Lo que me dan lo entrego a otra persona, porque el que da recibe». «El que se olvida de sí mismo es el que encuentra.»

40 Respiración alternada de la columna vertebral III. Sentados.

Con el dedo pulgar cerramos la ventana derecha de la nariz. Inpiramos lenta y profundamente por la ventana izquierda hasta que el pulmón esté totalmente lleno. Contenemos un poco la respiración y luego cerramos la ventana izquierda con el dedo corazón. Mientras tanto el dedo índice descansa en la mitad de la frente y espiramos con la ventana derecha. Hacemos un breve descanso. Luego inspiramos por la derecha, retenemos la respiración, y espiramos por la ventana izquierda.

Al inspirar, el flujo de prana baja de la mitad izquierda del cerebro al lado de la médula hacia el coxis, luego al espirar nos hacemos conscientes de que el flujo de prana vuelve por el otro lado hacia el cerebro. De este modo el flujo del prana adquiere la forma de una herradura.

Este ejercicio se basa en el conocimiento de que en el lado derecho del cuerpo domina una corriente solar eléctrica positiva, mientras que en el lado izquierdo del cuerpo domina una corriente lunar magnética negativa.

Repite el ejercicio de siete a catorce veces.

Efectos: Armonización de los problemas anímicos. Fortalece el sexto centro de energía, el centro de la frente. (Véase ejercicio 37.)

Visualización: «Estoy equilibrado».

Variaciones: La respiración alternada se puede combinar con la respiración de «Fuelle». Cerramos alternativamente las ventanas de la nariz y hacemos lo descrito antes mientras respiramos fuerte con el vientre.

Repite el ejercico de cinco a siete veces.

Efectos: Estimulación de los órganos del vientre, del fuego de la digestión. Fortalece los órganos dobles (riñones, pulmones).

Visualización: «Valor y autoconciencia».

41 Respiración de la columna vertebral IV. Pequeño círculo de energía. Sentados.

Nos imaginamos el camino de la circulación de la energía según la ilustración, aumentando nuestra vitalidad.

La punta de la lengua se coloca en la mitad del paladar sin apretar. Así evitamos la interrupción de la circulación. Nos imaginamos la columna vertebral en sus siete centros de energía desde el centro del entrecejo hasta la última vértebra del cuello, prolongado por la médula oblongata y el corto canal hacia la coronilla, a través del cerebro. Aquí es sobre todo la glándula pineal que tiene efectos, «el ojo de la coronilla», hundido a lo largo de la historia de la humanidad.

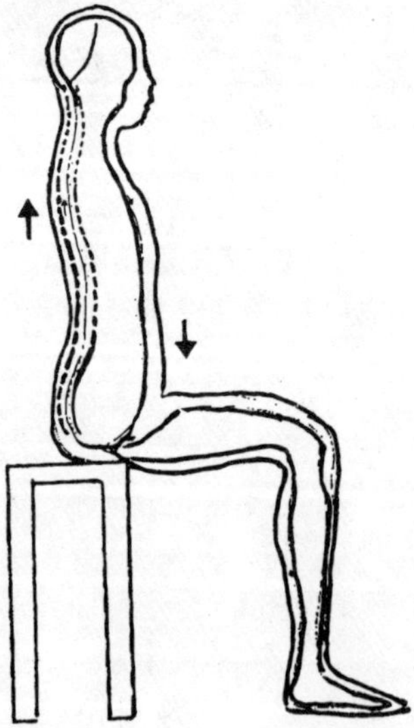

Al inspirar nos imaginamos que una corriente de fuerza pasa por el camino de la columna vertebral hacia la coronilla. Al espirar vemos con nuestro ojo interior cómo esta corriente brillante de fuerza vuelve a bajar por el pecho a través de los centros energéticos hasta la pelvis. Aquí, al final de la columna vertebral, se cierra el círculo, volvemos a empezar y dejamos que la respiración nos lleve hacia arriba y hacia abajo en circunvalación.

Al final del ejercicio los estudiantes masculinos se masajean el vientre con la palma de la mano catorce veces siguiendo el sentido de las manecillas del reloj y catorce veces en sentido inverso. Las mujeres empiezan en sentido inverso y continúan siguiendo el sentido de las manecillas del reloj.

Si este ejercicio se realiza muy intensamente, la pequeña circunvalación de energía sigue funcionando por sí misma y con fuerza durante muchas horas.

Todos los ejercicios de la columna vertebral deben producir un sentimiento duradero de calor. Hay estudiantes que hablan de una «mano caliente» en el hueso sacro, en las vértebras lumbares y del torso, o de un constante flujo de calor en la espalda que produce un estado de recogimiento.

Efectos: Aumenta la vitalidad, fortalece las células y las membranas celulares. Transformación de las fuerzas en estados físicos más sutiles.

Visualización: «Salud, vitalidad y orden». «Mi sistema nervioso está rebosante de fuerza vital.»

42 Respiración de la columna vertebral V. Gran círculo de energía. Tumbados o sentados.

Siguiendo la ilustración del capítulo anterior, nos imaginamos el recorrido de la energía a través el cuerpo: desde la parte más baja de la columna vertebral, hasta la coronilla, y desde la coronilla bajando por delante hasta el extremo de la pelvis, y desde allí, por detrás de las piernas hacia las puntas de los pies y subiendo por la parte delantera de las piernas de nuevo hasta el extremo de la pelvis.

Así el recorrido visto de lado sigue el símbolo del infinito para sentir el punto en el que se entrecruzan siempre; cuando en el ejercicio se toca este lugar contraemos brevemente los músculos del estremo de la pelvis.

Cerramos el círculo colocando la lengua en el centro del paladar.

Inspirando: La corriente de fuerza, que es clara y brillante, sube por la columna vertebral a través de la médula y a través del cerebro hacia la coronilla.

Espirando: La corriente vuelve a bajar desde la coronilla por la parte delantera del cuerpo a través de la frente, la laringe, el centro del corazón y el del ombligo hacia el extremo de la pelvis.

Inspirando: ¡Contraer la musculatura del extremo de la pelvis!

Espirando: Ahora la corriente baja por la parte trasera del cuerpo a través de los muslos, de las pantorrillas, los talones y la planta de los pies hasta la punta de los pies.

Inspirando: La corriente de fuerza vuelve a subir por la garganta de los pies, la espinilla, la rodilla y los muslos hasta el cruce en el extremo de la pelvis.

Espirando: ¡Contraer la musculatura del extremo de la pelvis!

Inspirando: Volver a empezar el círculo, durante cinco o diez minutos.

Después de acabar el ejercicio la energía va a circular por sí misma a través del cuerpo.

Efectos: Vitalización de la acción cardíaca y de la circulación, de las piernas y los pies. Contra las varices.

Visualización: «Estoy rebosante de energía desde los pies a la cabeza».

Un poco de Pranayama
ya es suficiente,
por ejemplo, observar la respiración:
De este modo el espíritu
se retira de otras acciones y se
concentra en la observación
de la respiración.
Ello controla la respiración
y del mismo modo el espíritu.

RAMANA MAHARSHI

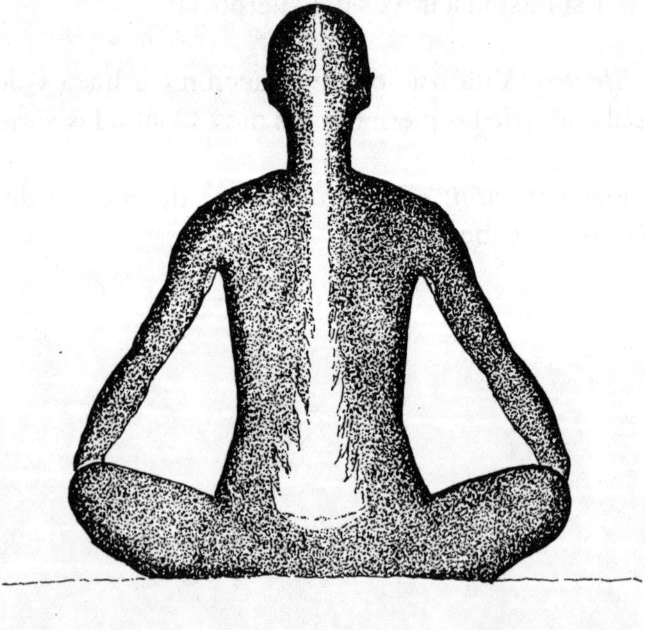

43 Respiración de la columna vertebral VI. El ejercicio «Yo soy». Sentados o de pie.

Inspiramos, pero al hacerlo nos imaginamos que la inspiración entra por el «Tercer Ojo», el centro energético de la frente entre las cejas, y al espirar decimos lentamente «Yo hh hh hh», dejando que la esencia de la respiración salga de la coronilla como una nube rosa. Los ojos están cerrados, nos concentramos mucho. Luego volvemos a inspirar por el «Tercer Ojo» y espiramos con un «Soyyyyy» en voz alta. La Y vibra en toda la columna vertebral hasta el extremo de la pelvis. Estamos absolutamente dentro de la columna vertebral. Resuena en todo el cuerpo.

Efectos: Estimulación de los centros energéticos. Fortalecimiento de las vías nerviosas, contra la angustia y la timidez.

Visualización: «Yo soy el que soy». «Valor y autoconciencia.»

44 Ejercicio Tum-Mo de los tibetanos. Sentados.

Estamos sentados muy rectos y con los hombros relajados y nos concentramos en la columna vertebral. Con los ojos cerrados inspiramos como en el ejercicio 32, Creación de un manto de energía, e imaginamos el canal de la médula tan fino como un hilo de seda. Al inspirar dejamos que la corriente de prana suba por la médula (desde el coxis hasta la coronilla). Al espirar dirigimos el prana en la dirección inversa (desde la coronilla hasta el coxis).

Tenemos la visión del fuego. Vemos el color rojo y sentimos un calor que en la médula se vuelve ardiente. Después de un pequeño descanso volvemos a respirar como se ha descrito anteriormente, sólo que ahora visualizamos el canal de la médula más ancho, como si fuera un hilo de lana. Al espirar por tercera vez nos imaginamos un cordel y a la cuarta vez un cable eléctrico; a la quinta como una cuerda de escalada, a la sexta como una cuerda de amarrar barcos y a la séptima el canal tiene toda la anchura de la espalda. Respiramos un poco más y entonces toda nuestra columna está en llamas.

De este modo el ejercicio tiene siete fases.

En caso de urgencia, por ejemplo en una helada, el ejercicio se puede ir realizando hasta media hora, combinándolo con el ejercicio 3, la Respiración del fuelle.[9]

---

9. Cuando se habla de ejercicios que producen calor hay que mencionar el «Caso Man Bahadur». «Este hombre —según un informe— un día apareció en el campo de nuestra expedición al Himalaya a unos 5.000 m de altura. Llevaba un pantalón ligero de algodón con chaqueta,

Efectos: Calor, mayor actividad, iniciativa, valor.

Visualización: «Todas mis fuerzas convergen como en una lupa». «Me purifico en el fuego.»

---

un chaleco ligero, una camisa de algodón, un viejo abrigo caki y un gran turbante. No llevaba ni calzado ni guantes. Bahadur se quedó unas semanas en nuestra expedición; durante el día escalaba por el glaciar y por la noche dormía al aire libre, a pesar de las tormentas de nieve.» Este informe fue publicado en el *Journal of Applied Physiology 1963* por el doctor L. Pugh.

Un poco de aire ígneo
que voy a preparar
nos elevará pronto de la Tierra.

J. W. von Goethe
Fausto II

II. EJERCICIOS PARA LA TRANSFORMACIÓN ESPIRITUAL

45 Hacerse consciente de los dos hemisferios cerebrales
Sentados o tumbados

Nos concentramos en nuestro cerebro que está separado en dos mitades, como por una viga, por el cuerpo calloso.

Nos sentamos en posición recta con los ojos cerrados y conectamos con nuestro cerebro mirando alternativamente con el ojo izquierdo la mitad izquierda del cerebro y con el ojo derecho la mitad derecha. Respiramos tranquila y regularmente con ambos ojos hacia dentro, hacia la mitad de la «viga». Esta localización es necesaria para enviar nuestra consciencia al lugar preciso donde ahora empezaremos con el verdadero ejercicio.

Inspiramos lentamente, nos llenamos de aire y contenemos la respiración durante un momento. Al espirar dirigimos la corriente de la consciencia como un foco en la mitad izquierda del cerebro, y así se puede decir que miramos dentro de esta mitad del cerebro. Volvemos a inspirar, hacemos un pequeño descanso y al espirar dirigimos el foco hacia la mitad derecha del cerebro.

Tenemos en cuenta: izquierda - pensamiento consciente y lógico; derecha - sueño, intuición, inspiración.

Para conocer aún mejor las dos mitades del cerebro podemos prolongar el ejercicio del modo siguiente:

izquierda: inspirar, pausa, combinar la espiración con la proyección de un número.

derecha: inspirar, pausa, combinar la espiración con la proyección de una letra.

izquierda	núm. 1	derecha	letra a
	núm. 2		letra b
	núm. 3		letra c, etc.

Se puede seguir con esta combinación de letras y números como se desee; también se puede invertir o hacer el ejercicio con otros nombres, por ejemplo: verano - invierno, negro - blanco.

Efectos: Se mejoran las funciones cerebrales, aumenta la creatividad, ayuda a los zurdos y a personas que han sufrido una apoplejía.

Visualización: «Estoy despierto y relajado».

La respiración
es el hermano pequeño
de la muerte y del renacimiento.

La memoria visual
es mil veces más fuerte
que la memoria verbal.

La tranquilidad
que se desarrolla
es la condición de la vida.

ARNOLD KEYSERLING

La tranquilidad profunda perdura.
Es la madre de todo lo que no tiene muerte.
El origen del cielo y de la tierra
se basa en su movimiento.
La tranquilidad profunda
es el movimiento en sí mismo.

TAO TE KING

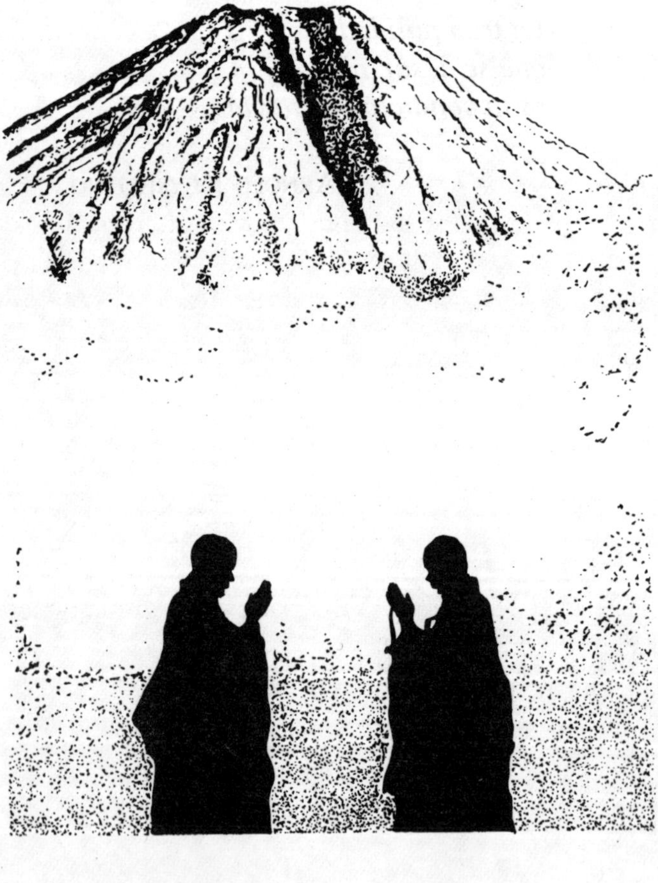

46 La respiración meditativa de la tranquilidad. Sentados o tumbados

Este ejercicio, practicado en los monasterios del Japón, favorece la tranquilidad en nuestro interior como contrapeso a la agitación que nos rodea.

Dejamos que se relajen el cuerpo y el corazón, tranquilizamos la respiración, nos relajamos y suavemente cerramos los ojos. Dirigimos los ojos a la raíz de la nariz. Ahora dejamos que la respiración se haga cada vez más floja y más larga. Toda la sugestión se concentra en la tranquilidad, la ligereza, la suavidad y la inactividad hasta que sentimos claramente cómo el cuerpo empieza a vibrar suavemente. Sentimos un calor en el bajo vientre que baja hacia las plantas de los pies y finalmente circula por todo el cuerpo. Nuestro cuerpo se extiende infinitamente por la habitación, por la ciudad, hasta que al final parece llenar todo el universo. Crecemos superando las fronteras. Experimentamos la tranquilidad absoluta.

Efectos: Equilibrio del alma y bienestar físico. Contra las alteraciones del ritmo cardíaco y contra el insomnio.

Visualización: «Estoy integrado en la gran corriente cósmica».

El círculo de la rueda zodiacal es el universo.
Es transformación, vida, muerte, nacimiento
y aprender.
Este gran círculo es la casa-tienda
de nuestros cuerpos,
de nuestro espíritu y de nuestro corazón.
Es el ciclo de todo lo que existe.
El círculo es nuestro camino de tocar
y experimentar la armonía con todas
las cosas a nuestro alrededor.
Y para los que buscan la comprensión,
el círculo es su espejo.

Sabiduría de los indios
Hyemeyohsts Storm, Siete Flechas.

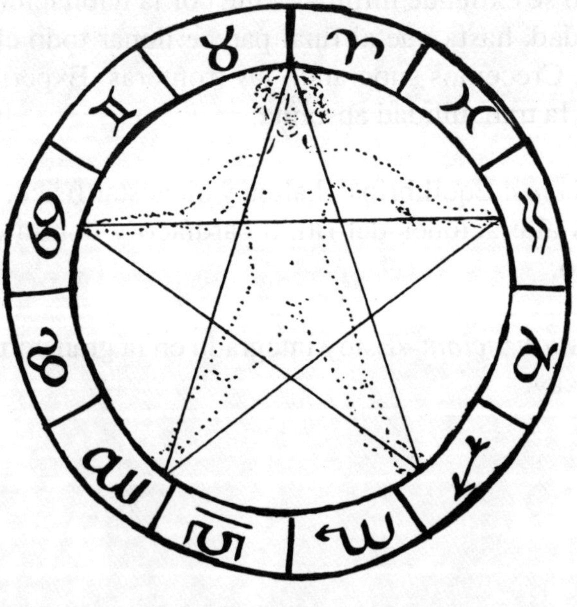

47 La respiración del pantáculo. Tumbados.

El pantáculo o pentágono es uno de los símbolos más antiguos de la humanidad.

Nos tumbamos en el suelo y separamos las piernas y los brazos a los lados. Imaginamos que estamos encerrados en un pantáculo y que sus cinco puntas son las puntas de los pies, las de los dedos de la mano y la coronilla. Hacemos una inspiración completa y entramos en este símbolo del hombre. Cuando espiramos volvemos a extendernos en el pantáculo. Con cada respiración crecemos por todos los lados hasta que el pantáculo llene toda la habitación e incluso se salga de ella. Acabamos siendo tan grandes como un gigante. Mantenemos esta posición expansiva durante un tiempo y luego volvemos a nuestro tamaño normal. Las piernas y los brazos recuperan su posición original.

Efectos: Expansión de la consciencia. Contra la angustia y la ansiedad. Aumenta la autoconfianza.

Visualización: «Soy el pantáculo». «Soy el círculo.»

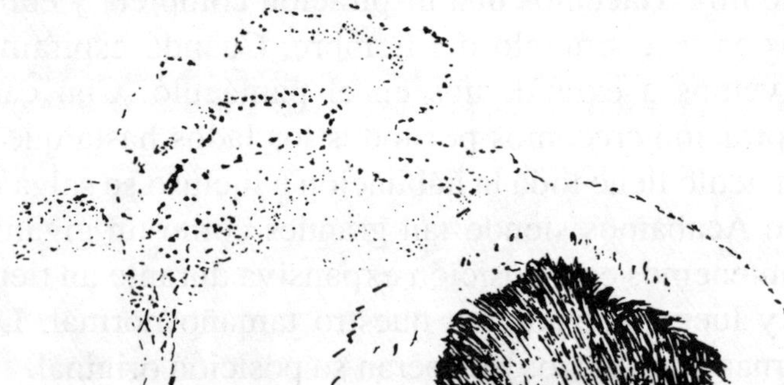

48 La respiración de los elementos. Sentados.

Este ejercicio produce mucha alegría pero hace falta una gran concentración e imaginación. Para ello tenemos que saber que los cuatro elementos: fuego, agua, aire y tierra están en todo lo que tiene vida, y también en el aire a nuestro alrededor, lógicamente de una forma más sutil.

Cada uno de estos elementos tiene sus características y su radiación, de los cuales podemos sacar provecho.

Pongamos el caso de que sentimos demasiado poca fuerza ígnea en nuestro interior, o sea, que nos falta iniciativa y energía. Si es así, con este ejercicio podemos multiplicar la fuerza ígnea dentro de nosotros. O nos falta agua, o sea, sensibilidad, compasión o relajamiento: sorbemos el elemento agua en forma de vapor o niebla por todos los poros y nos convertimos en agua. El aire fortalece nuestra capacidad de comunicación, la tierra nuestro equilibrio interior, nuestro nivel material.

Relacionamos una pequeña guía para los ejercicios de cada uno de los cuatro elementos para facilitarle al estudiante su realización.

1. Elemento Agua

Nos sentamos bien rectos y con el vientre relajado. Imaginamos un paisaje otoñal en la niebla, caen gotas de agua de los árboles y un arroyo murmulla. Los cabellos y la piel están mojados y el agua baja por nuestra cara como si fueran lágrimas.

Con la boca entreabierta, más o menos como en el ejercicio 38, la parte delantera de la lengua está tocando los dientes, sobresaliendo un poco. Sorbemos el elemento Agua dentro de nosotros. Cuando hemos inspirado lo contenemos durante un momento, fijamos el elemento Agua en nuestro interior y luego espiramos. Sorbemos siete veces, esperamos un rato y mientras tanto profundizamos totalmente en la naturaleza del Agua. «Nosotros mismos nos convertimos en Agua.» Nos deshacemos del Agua en siete veces. Esto se hace inspirando normalmente y luego soplando cada vez una pequeña cantidad del elemento, enriquecido con la boca en forma de pico sobre la letra ffff. Devolvemos lo que hemos recibido, pero el elemento «Agua» nos ha transformado.

El sabio debe elegir al agua
como su maestro entre todos los elementos.
El agua cede pero lo conquista todo.
Nunca ataca pero siempre gana la última batalla.

Filosofía taoísta

El aire une, el pensamiento separa.

Proverbio chino

Los espíritus del fuego
están encarnados como dioses en el aire
que inspiran los hombres, los animales y las plantas;
son los que llevan las fuerzas del prana.

VELTHEIM-OSTRAU
El aliento de la India

Soy una roca.
He visto la vida y la muerte.
He sufrido felicidad, pena y dolor.
Vivo la vida de una roca.
Soy parte de nuestra madre, la tierra.
He oído cómo su corazón palpitaba al lado del mío.
He sentido su dolor.
Y su alegría.

Lírica indiana
Dancing Eagle Plum

2. Elemento Aire

a) Nos sentamos con la espalda recta y el vientre relajado.
b) Imaginamos que estamos en una colina con el viento otoñal. Suben cometas, ondean las banderas, los cuervos se balancean en el aire y el viento ayuda a sorber el elemento Aire soplando por todos los poros.
c) Con la boca entreabierta sorbemos el elemento Aire.
d) Lo retenemos, fijamos el elemento aire y con la boca cerrada espiramos.
e) Repetir siete veces.
f) Espiramos siete veces con la boca en forma de pico haciendo fff, después de haber inspirado normalmente.
g) Volvemos a experimentar el elemento Aire meditando.

3. Elemento Fuego (véase también el ejercicio Tum-Mo de los tibetanos)

a) Nos sentamos con la espalda recta y el vientre relajado.
b) Imaginamos un Fuego del solsticio encima de una colina, las llamas crepitan y suben hacia el cielo, sentimos calor y ardor, vemos brasas rojas, lo viejo se quema —¡el cambio está allí!
c) Con la boca entreabierta sorbemos el elemento Fuego.

d) Lo retenemos un poco, fijamos el elemento Fuego y espiramos con la boca cerrada.
e) Repetir siete veces.
f) Espiramos siete veces con la boca en forma de pico, haciendo fff, después de haber inspirado normalmente.
g) Volvemos a experimentar el elemento Fuego meditando.

4. El elemento Tierra

a) Nos sentamos con la espalda recta y el vientre relajado.
b) Imaginamos estar al borde de un campo arado que está a punto de ser sembrado con la siembra de otoño. La Tierra arada despide el olor de la fecundidad —pensamos en un grano que se va a abrir a la nueva vida.
c) Con la boca entreabierta sorbemos el elemento Tierra.
d) Lo retenemos un poco, fijamos el elemento Tierra y espiramos con la boca cerrada.
e) Repetir siete veces.
f) Espiramos siete veces con la boca en forma de pico, haciendo fff, después de haber inspirado normalmente.
g) Volvemos a experimentar el elemento Tierra meditando.

Efectos: Estos ejercicios, realizados con el ímpetu adecuado, pueden tener como efecto una transformación del alma y del espíritu.

Visualización: «Soy el agua, el río, el océano». «Soy el aire, el viento, soy ligero, estoy volando, en unión con la humanidad.» «Soy el fuego, la llama, el calor.» «Soy la tierra, estoy de pie, estable, lleno de confianza, abierto a lo que va a suceder.»

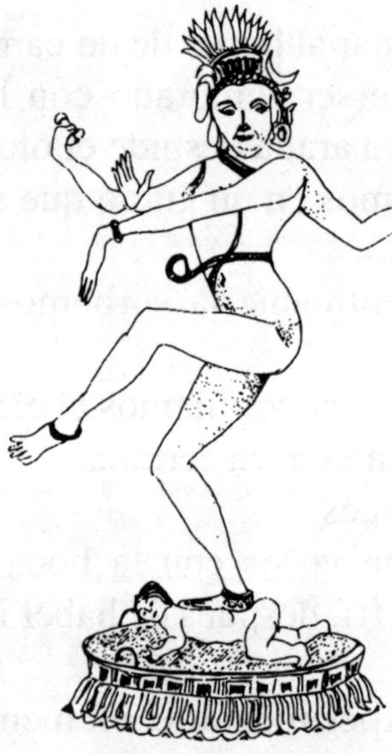

Es prana lo que entra en tu aliento
y brilla en tus ojos.
Gracias al prana tenemos la vista, el oído,
el tacto, el gusto, el olfato,
el pensamiento.
La sonrisa de una hermosa mujer,
la melodía de la música,
las palabras del orador,
todo ello nace del prana.
El prana es fuerza.

Vivekananda, Raja Yoga

¡Toca mi hijo con tu aliento!
¡Tócale!
Sólo tú le das la vida.
¡Dale una vida larga —
te lo rogamos, padre!

Oración de los Indios Pawnee

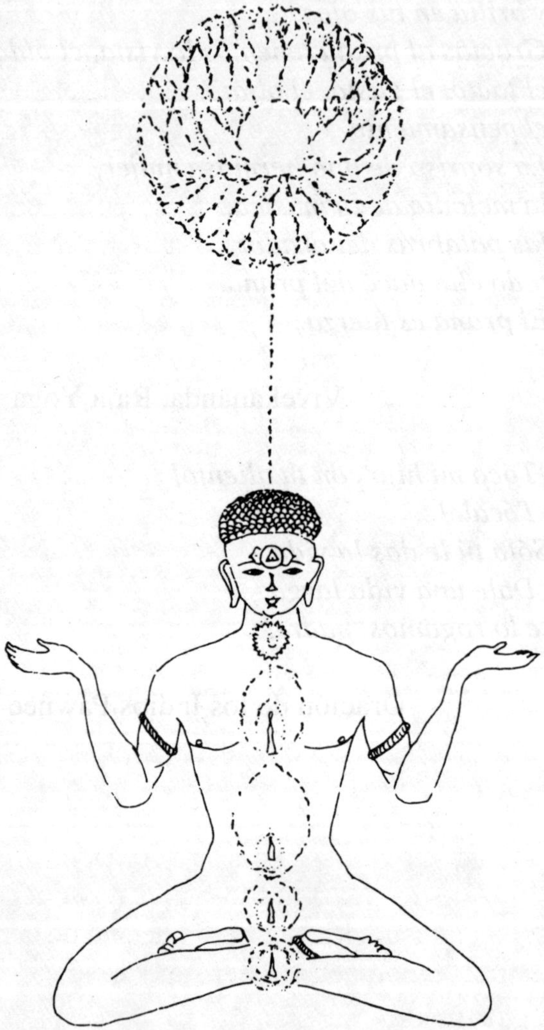

49 La respiración «cósmica» I. Sentados.

Nos sentamos con la espalda recta y el vientre relajado. La parte trasera de la cabeza se sube un poco hacia arriba, el mentón baja un poco hacia el pecho.

Delante de nuestro ojo interior se crea esta imagen: nuestro corazón parece un centro iluminado, desde donde todo nuestro ser sube hacia arriba hasta encontrarse con el corazón de nuestro «Ser superior», que flota encima de nosotros como una aparición divina. El corazón se une con el corazón, y nuestra alma se une con Dios. Mientras nos familiarizamos con esta imagen, inspiramos lentamente y al inspirar subimos flotando hacia el «Ser superior» que nos ofrece fuerza de su corazón. Recibimos esta fuerza y espirando la dirigimos de nuevo abajo en nuestro propio corazón.

Estas dos fases de la respiración se realizan haciendo el gesto siguiente: al principio de la inspiración las palmas de la mano están mirando el cuerpo a la altura del centro del corazón. Al inspirar se suben más y más arriba, hasta que a la altura de la coronilla se abren como dos platos para recibir la fuerza desde arriba.

Al espirar volvemos a bajar las manos y con ambas encerramos la fuerza recibida —que también podemos imaginarnos como luz— en nuestro corazón.

Para poder imaginarlo todo mejor nos puede ayudar esta bonita ilustración del libro tibetano de la muerte que muestra la unión con el «Ser superior».[10]

---

10. Se trata aquí de la «Meditación Amithaba» en el *Tibetisches Buch der Toten* (Bardo Thödol), Scherz-Verlag 1978.

Efectos: Los efectos de este ejercicio se notan sobre todo a nivel anímico: recogimiento, equilibrio, tranquilidad.

Visualización: «Estoy recogida en la protección de poderes superiores».

50 La respiración «cósmica» II. De pie según *Conversaciones con Seth* de Jane Roberts.

«...cerrad los ojos e intentad sentir dentro de vosotros la fuente de energía de la cual proceden vuestra respiración y vuestra energía vital. Algunos de vosotros lo conseguiréis ya al primer intento. Otros, necesitaréis más tiempo. Cuando notéis esta fuente de energía dentro de vosotros, intentad sentirla pasar por las puntas de los dedos de la mano y de los pies e imaginaos a vosotros mismos como centro de ella.

Imaginad las radiaciones (de vuestra fuente de energía), cómo avanzan sin obstáculo hacia el centro de la Tierra debajo de vosotros; por el otro lado perforan las hojas de los árboles y las nubes debajo de nosotros y se extienden finalmente por los lugares más lejanos del universo...

De esta manera, salen fuera las emanaciones de vuestro consciente y la fuerza creadora de vuestra alma. El ejercicio os dará una imagen de la verdadera creatividad y la vitalidad de vuestro alma...»[11]

1. Sentimos nuestro centro. Este centro está donde procede nuestro impulso de respirar. Desde allí llevamos la respiración tranquilamente.

---

11. Esta transmisión mediumnímica de una entidad espiritual que se llama a sí misma «Seth», la escribieron en los años 60 Jane Roberts y su marido. El subtítulo es: «Del vigor eterno del alma». El libro, que se publicó en 1972, atrajo mucha atención. En el año 1979 se publicó en traducción alemana en la editorial Ariston-Verlag.

2. Ahora dejamos que nos llene la inspiración y con la espiración enviamos la corriente de energía a los pies. Los pies «crecen hacia dentro de la Tierra». Con la próxima espiración dejamos que pase la corriente de energía por los pies hacia la tierra hasta su centro, el ardiente centro de magma.

3. Inspirando subimos los brazos, los abrimos ampliamente hacia el cielo y al espirar enviamos la fuente de energía desde el centro y por las manos y las puntas de los dedos de la mano y al mismo tiempo por la coronilla lejos en el espacio en el universo.

4. Con cada repetición crece y se expande nuestra vitalidad y nuestra consciencia. A cambio, recibimos fuerza del espacio cósmico.

Repítelo siete veces.

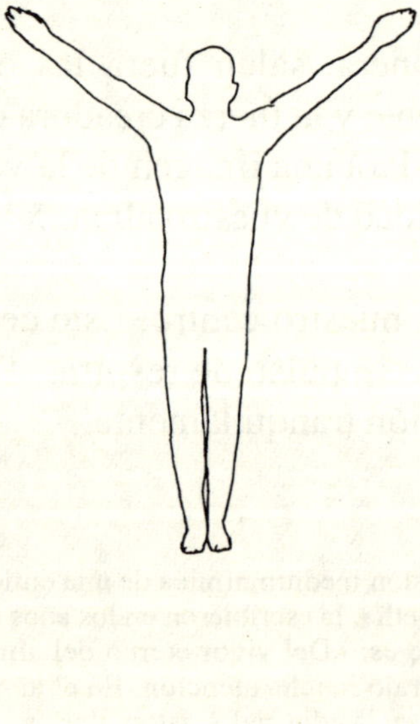

Efectos: Sensación de una expansión sin límites, de una gran potencia creadora. Fortalecimiento del cuerpo etérico, protección de influencias negativas.

Visualización: «Uno con el Cosmos». «Abierto a las influencias superiores.» «Tranquilidad, Fuerza, Salud, Armonía.»

CAMPOS ESPECIALES DE APLICACIÓN

	Ejercicio	Página
CALOR CORPORAL		
Respiración de «fuelle»	3	32
«Silbido de la serpiente»	12	44
Respiración Tum-Mo	44	110,111
Respiración de los elementos	48	121-126
CANSANCIO		
Respiración nasal alterna	2	31
Respiración de «fuelle»	3	32
Respiración «bostezo»	5	35
«Soplar la sopa / una vela»	6,7	36
«Silbido de la serpiente»	12	44
Estimulación de los pulmones	22	61
Carga de energía	28-30	71-77
Respiración con vocales	33	84
Todos los ejercicios de la columna vertebral	37-44	93-111
Respiración de los elementos	48	121-126
CÉLULAS (Renovación, Fortalización de la membrana celular)		
Ejercicio de retención	18,19	55,57
Estimulación de los pulmones	22	61
Espiración completa	14,15	47,49
Respiración diafragmática	27	70
CIRCULACIÓN - CORAZÓN		
Respiración en tres fases	1	27-29
«Silbido de la serpiente»	12	44
Respiración «refrescante»	13	44,45
Estimulación de los pulmones	22	61
Respiración en «Ja»	25	67,68
Respiración para dirigir la consciencia	31	79,80
Respiración con vocales	33	84
Círculo de energía	41,42	104-107
Respiración meditativa para tranquilizarse	46	117
Ejercicio Tum-Mo para animarse	44	110,111

BIBLIOGRAFÍA

Bardon, Franz: *Der Weg zum wahren Adepten*, Hermann Bauer Verlag, 1956.

Dargyay, Eve: *Das tibetische Buch der Toten*, Barth Verlag, 1978. (*El Libro tibetano de los muertos*, Ed. Obelisco.)

David-Néel, Alexandra: *Mysthique et Magiciens du Tibet*, Librairie Plon, 1929.

Dethlefsen, Thorwald: *Schicksal als Chance*, Bertelsmann, 1979.

Devi, Indra: *Ein neues Leben durch Yoga*, Ariston Verlag, 7. Aufl., 1981.

Douval, H.E.: *Praktische Anleitungen zur Bewusstseinserweiterung*, Hermann Bauer Verlag, 1973.

Dürckheim, Karlfried: *Hara, Erdmitte des Menschen*, Barth Verlag, 1975. (Hay traducción española, *Hara*, Ed. Mensajero, Bilbao.)

Das Friedensevangelium der Essener, Buch 1, Verlag Bruno Martin, 1977. (Hay traducción española, *El Evangelio de los Evangelios*, Ed. Sirio, Málaga.)

Feild, Reshad: *Ich ging den Weg des Derwisch*, Fischer Verlag, 1981.

Houston, Jean: *Der mögliche Mensch*, Sphinx Verlag, 1984.

Jusseck, Eugene: *Begegnung mit dem Weisen in uns*, Goldmann Verlag, 1986.

Keyserling, Arnold: *Der Körper ist nicht das Grab der Seele*, Im Waldgut, 1982.

Lama Govinda: *Grundlagen tibetanischer Mystik*, Barth Verlag, 1972.

Lindenberg, Wladimir: *Yoga mit den Augen eines Arztes*, Schikowski, 1960.

Laotsé: *Tao Te King*, Barth Verlag, 1967. (Hay traducción

española *Tao Te King*, Ed. Obelisco.)
Lyssebeth, André: *Pranayama, Die grosse Kraft des Atems*, Barth Verlag, 1972. (Hay traducción española *Pranayama*, Ed. Urano.)
Roberts, Jane: *Gespräche mit Seth*, Ariston Verlag, 1979.
Schmidt, K.O.: *Selbsterkenntnis durch Yoga-Praxis, Patanjali und die Yoga-Sutras*, Drei Eichen Verlag, 1970.
Trevelyan, George: *Eine Vision des Wassermannzeitalters*, Goldmann Verlag, 1980.
Yesudian-Haich: *Sport und Yoga*, Frankhauser Verlag, 1960.
Yogananda: *Autobiographie eines Yogi*, Barth Verlag, 1975. (Hay traducción española: *Autobiografía de un Yogi*, Ed. Kier, Buenos Aires.)

ÍNDICE